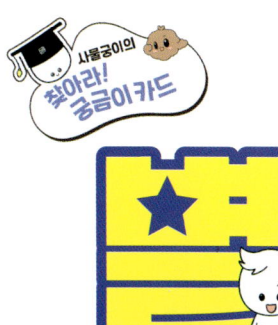

원작 | **아이들나라**

250만 부모가 선택한 LG유플러스의 키즈 서비스이다.
소비자가 뽑은 가장 신뢰하는 브랜드 대상 IPTV/키즈 모바일앱 부문 6년 연속 수상했다.
성장 발달 전문가가 엄선한 7만여 편의 키즈 전용 콘텐츠를 보유하고 있으며,
〈사물궁이의 찾아라! 궁금이 카드2 : 성교육〉을 포함한 자체 오리지널 콘텐츠를
기획 및 제작하고 있다. 아이들나라 모바일앱은 통신사 상관없이 누구나 이용할 수 있다.

사물궁이의 찾아라! 궁금이 카드2 : 성교육

글·그림 | **사물궁이 잡학지식**

생활 속에 숨은 과학적 원리를 탐구하는 유튜버이다.
페이스북, 네이버포스트, 카카오 1boon 등에서 '스피드웨건'이라는 필명으로 활동하다가
2019년에 유튜브 채널을 열었다. 일상의 당연한 일을 새로운 관점에서 바라보려고 노력한다.
세상 모든 궁금증을 해결하는 그날까지 도전은 계속된다.

유튜브   https://youtube.com/@사물궁이

감수 | **푸른아우성**

'아름다운 우리들의 성'을 꿈꾸는 대한민국 대표 성교육 기관이다.
2003년 구성애 대표를 중심으로 설립되어 현재는 이충민 대표가 이끌고 있다.
지난 20년간 40만 건의 상담과 다양한 교육을 통해 건강한 성 문화를 확산시키는 데 앞장섰다.
연령, 계층에 맞는 성 상담과 성교육으로 공익을 추구한다.

유튜브   [아우성TV] https://youtube.com/@TV-ms2kj
         [딸바 TV] https://youtube.com/@ddalbatv

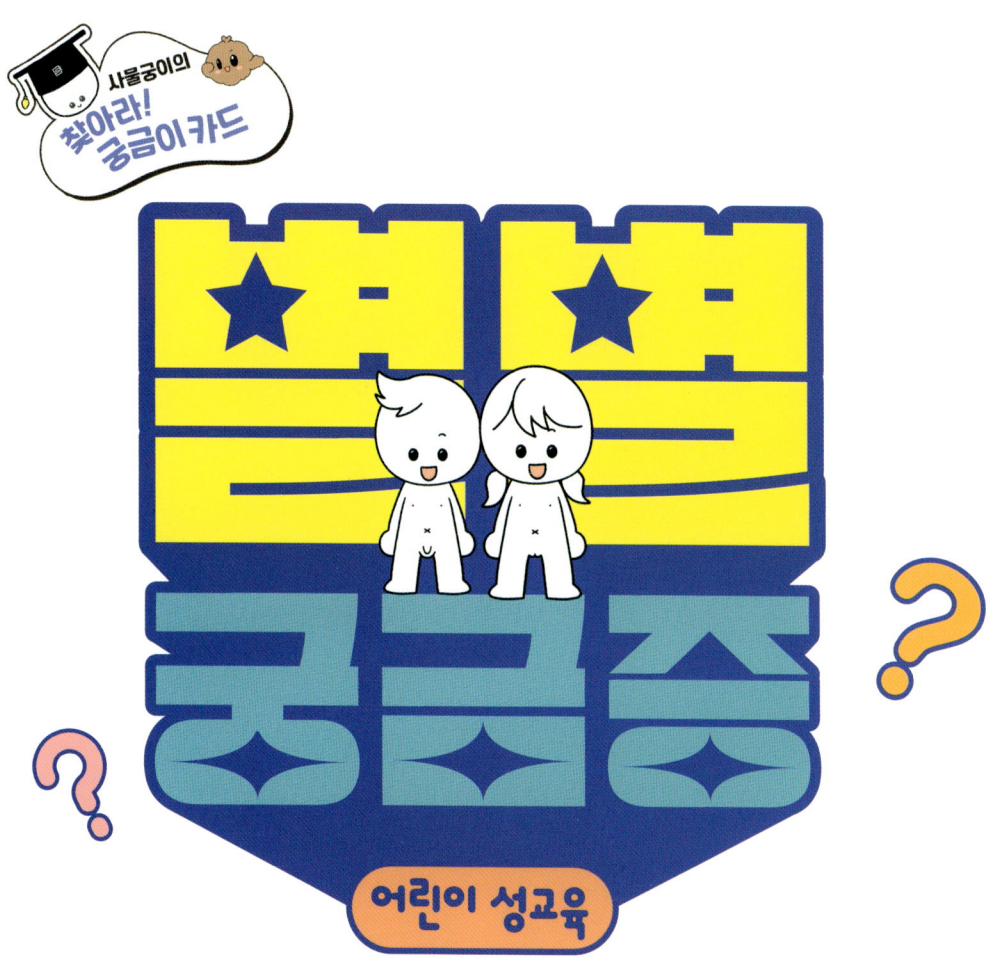

추천하는 글

여러분은 성에 대해 얼마만큼 알고 있나요?
혹시 자극적이고 야한 것이라고 생각하진 않나요?

'성'이라는 단어에는 사람의 몸과 마음이 담겨 있어요.
수학이나 영어를 배우기 위해 숫자, 알파벳을 공부하는 것처럼
변화하는 몸과 마음을 알기 위해선 성을 알아야 해요.

사람의 몸과 마음은 닮은 듯 보이지만 모두 달라요.
성별부터 생김새, 성격까지 자세히 들여다보면 다양하지요.
남자와 여자, 아이와 어른, 나와 너의 차이를 배우고,
다름을 인정할 때 건강한 생각이 자라난답니다.

올바른 성은 건강한 궁금증에서 시작해요.
밥을 먹을 때, 잠잘 때, 친구와 놀 때 궁금했지만
차마 물어보지 못했던 성에 대한 고민을 재미있게! 정확하게!
해결할 수 있도록 〈별별 궁금증 : 어린이 성교육〉이 도와준답니다.

성을 제대로 아는 만큼 내 몸과 마음의 주인이 될 수 있어요.
더 이상 부끄러워하거나 감추지 마세요.
알면 알수록 흥미진진한 성교육의 세계로 다 같이 떠나 봐요!

여러분의 건강한 내일을 응원하며
푸른아우성

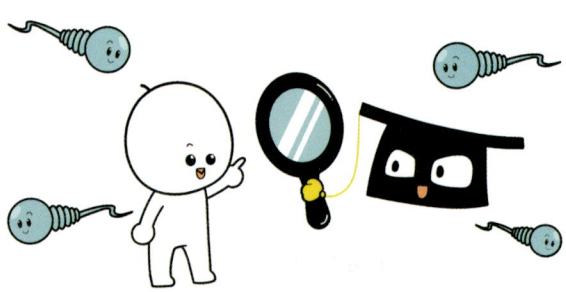

등장인물 소개

주인공

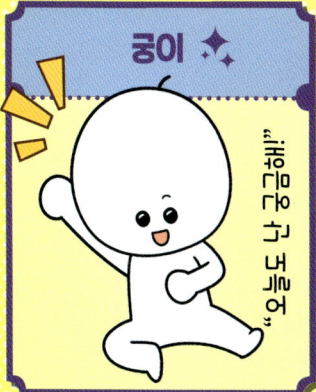

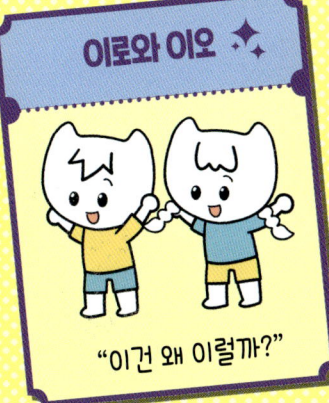

궁이
무엇이든 궁금한 호기심 대장.
요새 부쩍 성에 대한 관심을 보이며,
거울 앞에서 보내는 시간이 많다.

이로와 이오
하루도 조용할 틈이 없는
장난꾸러기 남매. 한때 롤로지의
부하였으나, 알 수 없는 사고로
기억을 잃고 궁이와 가족이 된다.

성교육 도우미

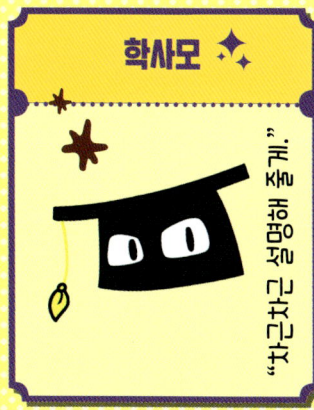

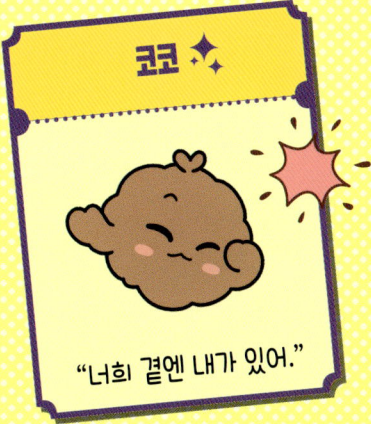

학사모
모르는 게 없는 척척 박사.
궁이와 이로, 이오의 궁금증을
해결할 때마다 보람을 느낀다.

코코
언제 어디서나 변신이 가능한
마법 바구니. 학사모와 환상의
짝꿍이 되어 궁이와 이로, 이오의
인성을 올바르게 키워 준다.

그 외

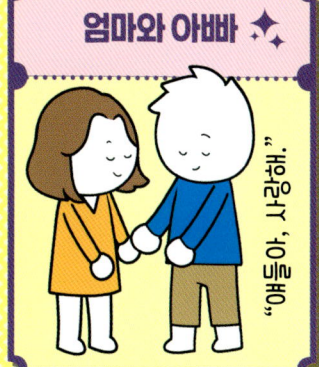

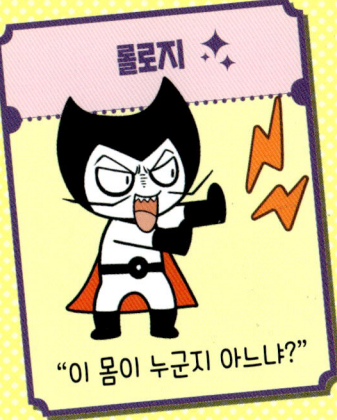

엄마와 아빠
궁이네 가족의 든든한 울타리.
집 앞에 버려져 있던 이로와 이오를
사랑으로 품어 준다.

롤로지
마법 세계에서 온 악당.
인간 세계를 정복하려고 하지만
뭐든지 어설퍼서 번번이 실패한다.

차례

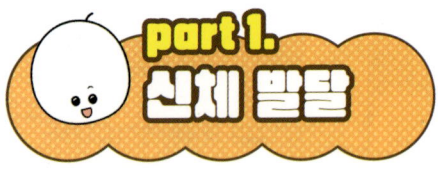

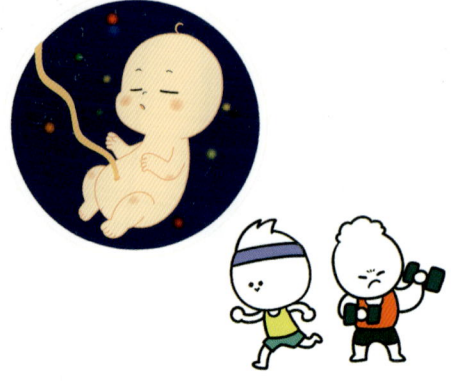

이로와 이오의 거울 보기　12
- **별별 궁금증** 사람의 몸은 다 똑같이 생겼을까?

수영장에서 준비 운동을 하다가…　14
- **별별 궁금증** 남자와 여자의 몸은 왜 다를까?

이로와 이오의 소꿉놀이　16
- **별별 궁금증** 남자도 아기를 낳을 수 있을까?

인기 만점 스타가 되고 싶어!　20
- **별별 궁금증** 내가 좋아하는 사람을 따라 하면 똑같아질 수 있을까?

저 사람은 남자야? 여자야?　22
- **별별 궁금증** 얼굴만 보고 남자인지 여자인지 알 수 있을까?

엄마 품은 폭신폭신해!　24
- **별별 궁금증** 엄마 가슴은 왜 볼록 나왔을까?

아빠와 목욕탕에 갔어요　26
- **별별 궁금증** 어른이 되면 몸이 변할까?

겨드랑이에 수북하게 보이는 것은?　28
- **별별 궁금증** 어른이 되기 시작하면 왜 몸에 털이 날까?

이건 누가 쓰는 거예요?　32
- **별별 궁금증** 엄마는 어른인데 왜 기저귀를 할까?

으악, 아랫도리가 불편해!　36
- **별별 궁금증** 아침에 일어나면 왜 음경이 딱딱해질까?

다리 사이로 손을 넣었는데…　40
- **별별 궁금증** 성기를 만지면 왜 기분이 이상해질까?

내 마음대로 옷 입기　42
- **별별 궁금증** 바지를 입는데 왜 팬티도 입어야 할까?

비상 상황! 오줌 터지기 3초 전　44
- **별별 궁금증** 여자도 서서 오줌을 눌 수 있을까?

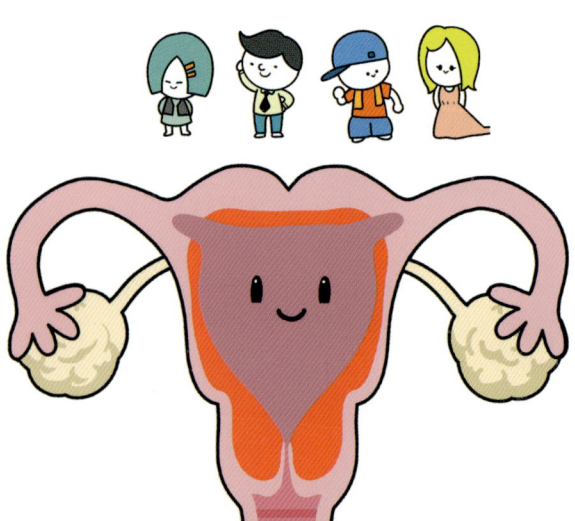

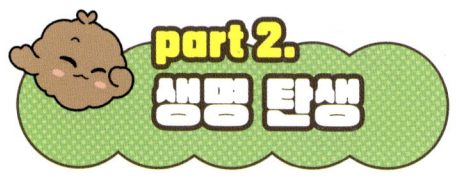

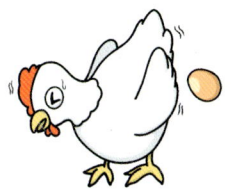

아기 나와라, 뚝딱!　48
- 별별 궁금증　아기는 어떻게 생길까?

사랑의 결실을 만나는 길은 멀고도 험해!　52
- 별별 궁금증　아기는 어떻게 엄마 배 속에 들어갔을까?

재미있을 것 같지만, 위험한 장난　56
- 별별 궁금증　배꼽은 왜 있을까?

임산부 배가 궁금해!　58
- 별별 궁금증　아기를 가지면 왜 배가 계속 나올까?

심심할 것 같지만 할 일이 아주 많아!　62
- 별별 궁금증　어두운 배 속에서 아기는 무엇을 할까?

엄마 배에 수상한 흉터가 있어요　64
- 별별 궁금증　배 속의 아기는 어떻게 밖으로 나올까?

삐뽀삐뽀, 아기가 나오려나 봐!　66
- 별별 궁금증　엄마는 아기를 낳을 때 왜 아파할까?

볼수록 헷갈리는 친구들　68
- 별별 궁금증　얼굴이 다르게 생긴 쌍둥이도 있을까?

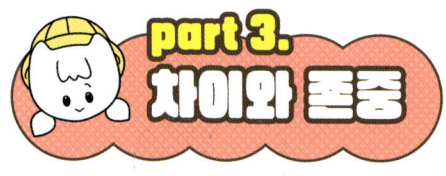

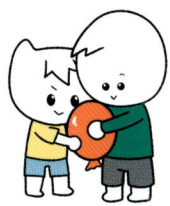

꽃을 꺾으면 안 돼!　74
- 별별 궁금증　모든 생명을 소중히 대해야 할까?

궁이네 가족의 수수께끼　76
- 별별 궁금증　친구와 나의 가족 수는 왜 다를까?

이 구역의 분노 대마왕은 나야, 나!　78
- 별별 궁금증　아무 때나 불편한 감정을 표현해도 될까?

어제는 좋았지만, 오늘은 싫어!　80
- 별별 궁금증　어른들이 뽀뽀하는 게 싫을 땐 어떻게 할까?

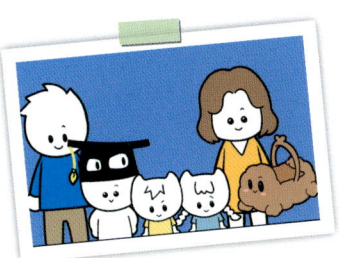

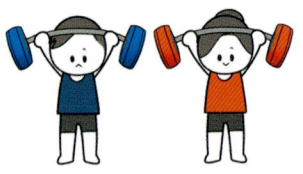

흥, 칫, 뿡~ 나만 뭐든 스스로 하래!　82
별별 궁금증 　부모님은 나보다 동생을 더 사랑할까?

남자는 파란색, 여자는 분홍색이라고?　84
별별 궁금증 　남자와 여자가 좋아하는 색깔이 정해져 있을까?

남자는 블록, 여자는 인형이라고?　86
별별 궁금증 　남자와 여자가 가지고 놀 수 있는 장난감이 정해져 있을까?

남자는 합기도, 여자는 발레라고?　88
별별 궁금증 　남자와 여자가 잘할 수 있는 운동이 따로 있을까?

직업 체험관에 갔어요　90
별별 궁금증 　남자와 여자에게 맞는 직업이 정해져 있을까?

알쏭달쏭 남자다움, 여자다움의 정체　92
별별 궁금증 　'남자답다', '여자답다'라는 것은 무엇일까?

친하지만, 우리는 서로 달라!　94
별별 궁금증 　친구의 마음은 왜 나와 다를까?

3, 2, 1! 이로와 이오의 장난감 전쟁　96
별별 궁금증 　친구와 어떻게 놀아야 할까?

헉, 뽀뽀 요정이 나타났다!　98
별별 궁금증 　좋아서 뽀뽀했는데 잘못한 걸까?

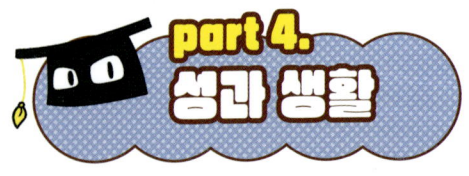
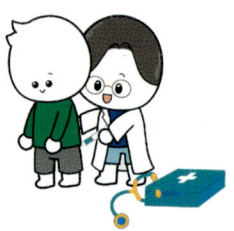

온몸을 구석구석, 때 빼고 광내기　102
별별 궁금증 　성기를 어떻게 씻어야 할까?

화장실 앞에서 친구를 기다리다 그만!　104
별별 궁금증 　화장실에 들어간 친구를 몰래 봐도 될까?

혼자 자는 건 무섭고 싫어!　106
별별 궁금증 　왜 혼자 잠을 자라고 할까?

동작 그만! 엄마가 불편해　108
별별 궁금증 　가족인데 마음대로 만지면 안 될까?

후유~ 하마터면 보일 뻔한 내 엉덩이　110
별별 궁금증 　병원 놀이를 할 때 바지를 벗겨도 될까?

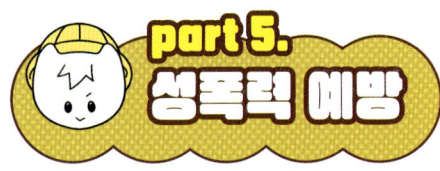
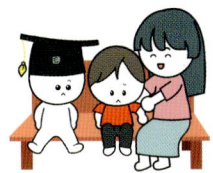

오늘은 성폭력 예방 교육받는 날   114
  별별 궁금증 성폭력이 무엇일까?

속닥속닥, 아무도 몰래 우리만 아는 비밀   116
  별별 궁금증 기분 나쁜 일에 대한 비밀도
  꼭 지켜야 할까?

도전! 성폭력 바로 알기   118
  별별 궁금증 몸을 만져야만 성폭력일까?

이로와 이오를 노리는 수상한 그림자   120
  별별 궁금증 아는 사람이면 따라가도 될까?

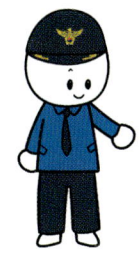
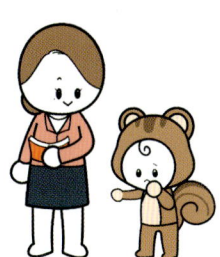

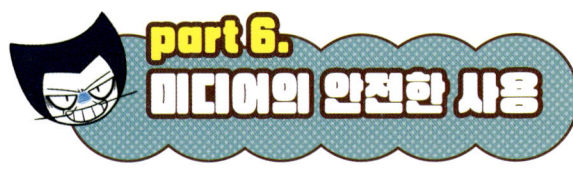
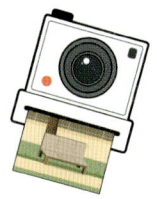

너튜브가 말하는 대로 따라 하기   126
  별별 궁금증 영상을 보고 그대로 따라 해도 될까?

아른아른, 자꾸만 떠오르는 장면   128
  별별 궁금증 어린이가 보면 안 되는 영상이 있을까?

보면 볼수록 빠져든다고?   130
  별별 궁금증 왜 스마트폰을 오래 사용하면 안 될까?

첫, 게임 너마저 이럴 거야?   132
  별별 궁금증 왜 어른들이 하는 게임을 못 하게 할까?

찰칵, 어디선가 들려오는 카메라 소리   134
  별별 궁금증 다른 사람의 사진을 찍는 것도
  허락받아야 할까?

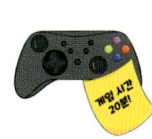
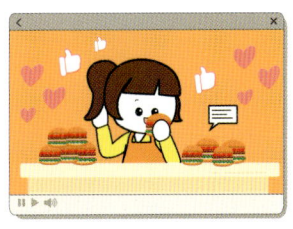

Part 1.

잠잘 때 무릎이 콕콕 찌른 것처럼 아픈 적 있니?
그 이유는 너의 몸이 점점 성장하기 때문이야.
아이에서 어른이 될수록 몸에 여러 가지 변화가 일어나.

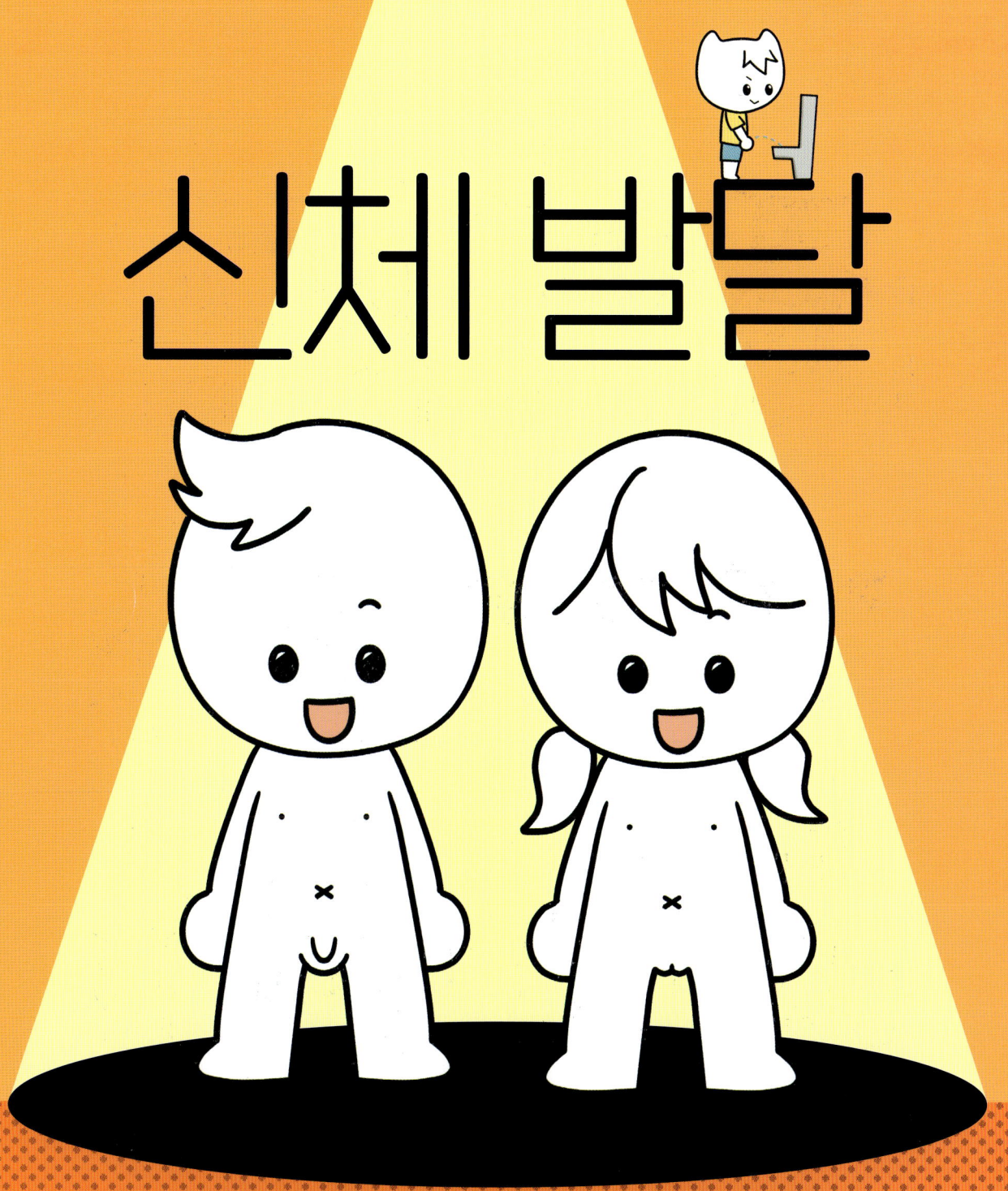

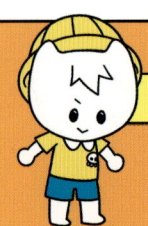

사람의 몸은 다 똑같이 생겼을까? #몸의 구조 #차이와 존중

이로와 이오의 거울 보기

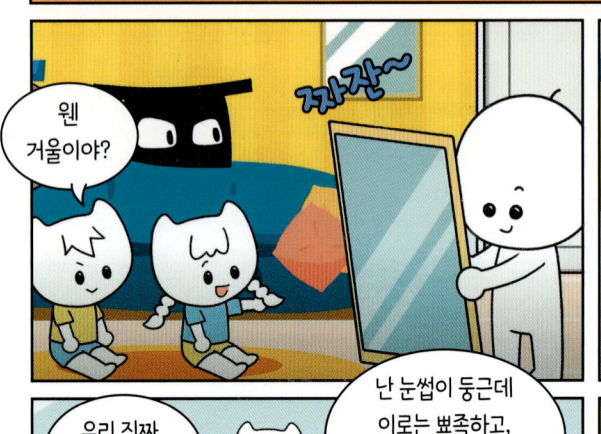
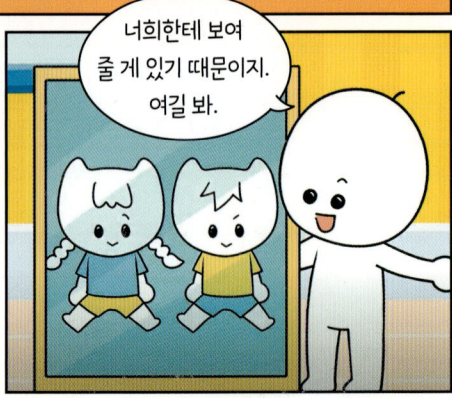
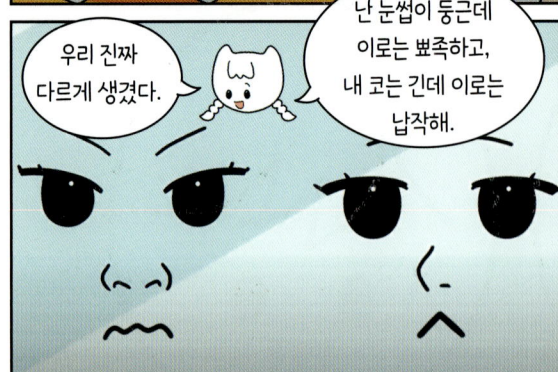
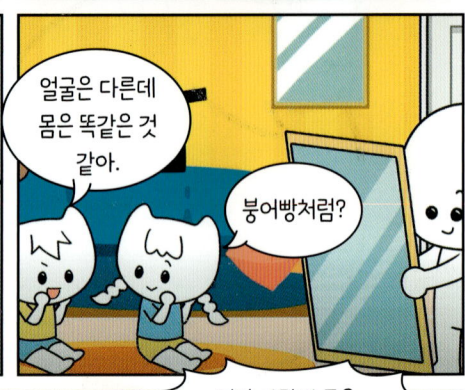
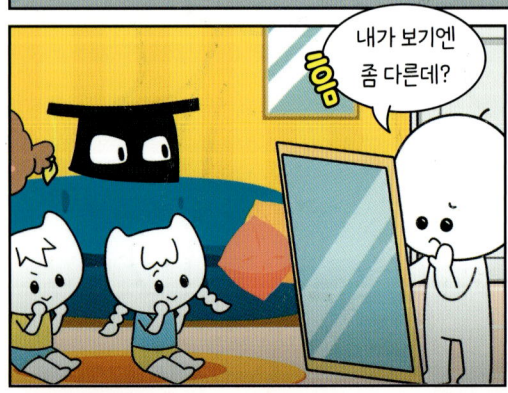
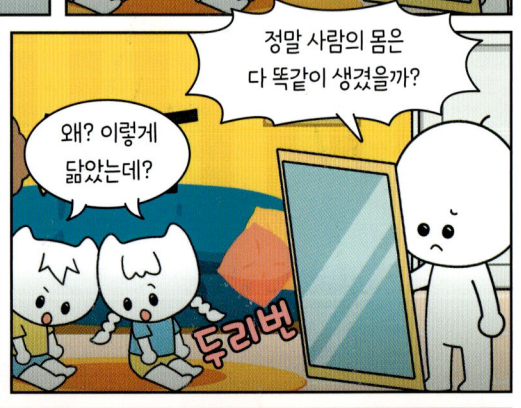

 사람마다 몸이 어떻게 다른지 옷을 입고 있어서 잘 모르겠어.

내 짝꿍은 나보다 발이 크던걸?

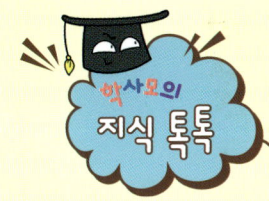
비슷한 듯 다른 사람의 몸

세상에는 남자와 여자, 아이와 어른, 우리나라 사람과 다른 나라 사람 등 다양한 사람이 있어. 키가 큰 사람이 있으면 작은 사람도 있고, 피부색이 하얀 사람이 있으면 까만 사람도 있지. 겉으로 보면 비슷해 보일 수 있지만, 자세히 들여다보면 각각 달라.

🗨 사람의 몸은 어떻게 생겼을까?

사람의 몸은 얼굴, 팔, 다리 등 여러 부분으로 나눌 수 있어. 몸의 각 부분에는 이름이 있고, 저마다 역할이 있지.

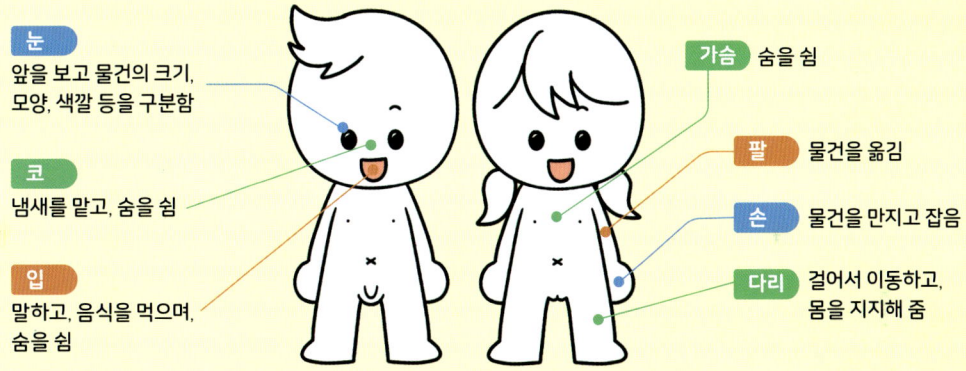

눈 앞을 보고 물건의 크기, 모양, 색깔 등을 구분함
코 냄새를 맡고, 숨을 쉼
입 말하고, 음식을 먹으며, 숨을 쉼
가슴 숨을 쉼
팔 물건을 옮김
손 물건을 만지고 잡음
다리 걸어서 이동하고, 몸을 지지해 줌

🗨 사람의 몸은 어떻게 다를까?

사람의 몸은 얼굴 모양, 머리카락 색깔, 발가락 크기처럼 생김새가 조금씩 달라. 심지어 쌍둥이도 완전히 똑같진 않지. 이렇게 사람마다 다른 독특한 특징을 '개성'이라고 해. 우리에게는 개성이 있어서 누구의 몸이 가장 멋지다거나 너무 별로라고 말할 수 없어. 자신의 몸을 있는 그대로 사랑하고 아껴 주는 자세가 필요해.

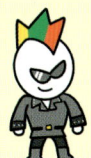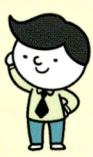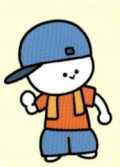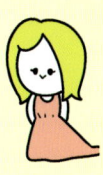

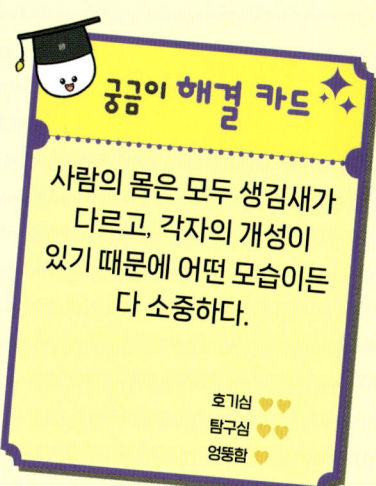

궁금이 해결 카드

사람의 몸은 모두 생김새가 다르고, 각자의 개성이 있기 때문에 어떤 모습이든 다 소중하다.

호기심 ♥♥
탐구심 ♥♥
엉뚱함 ♥

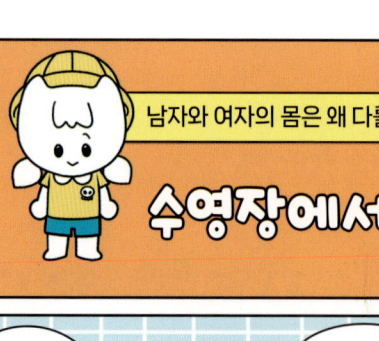

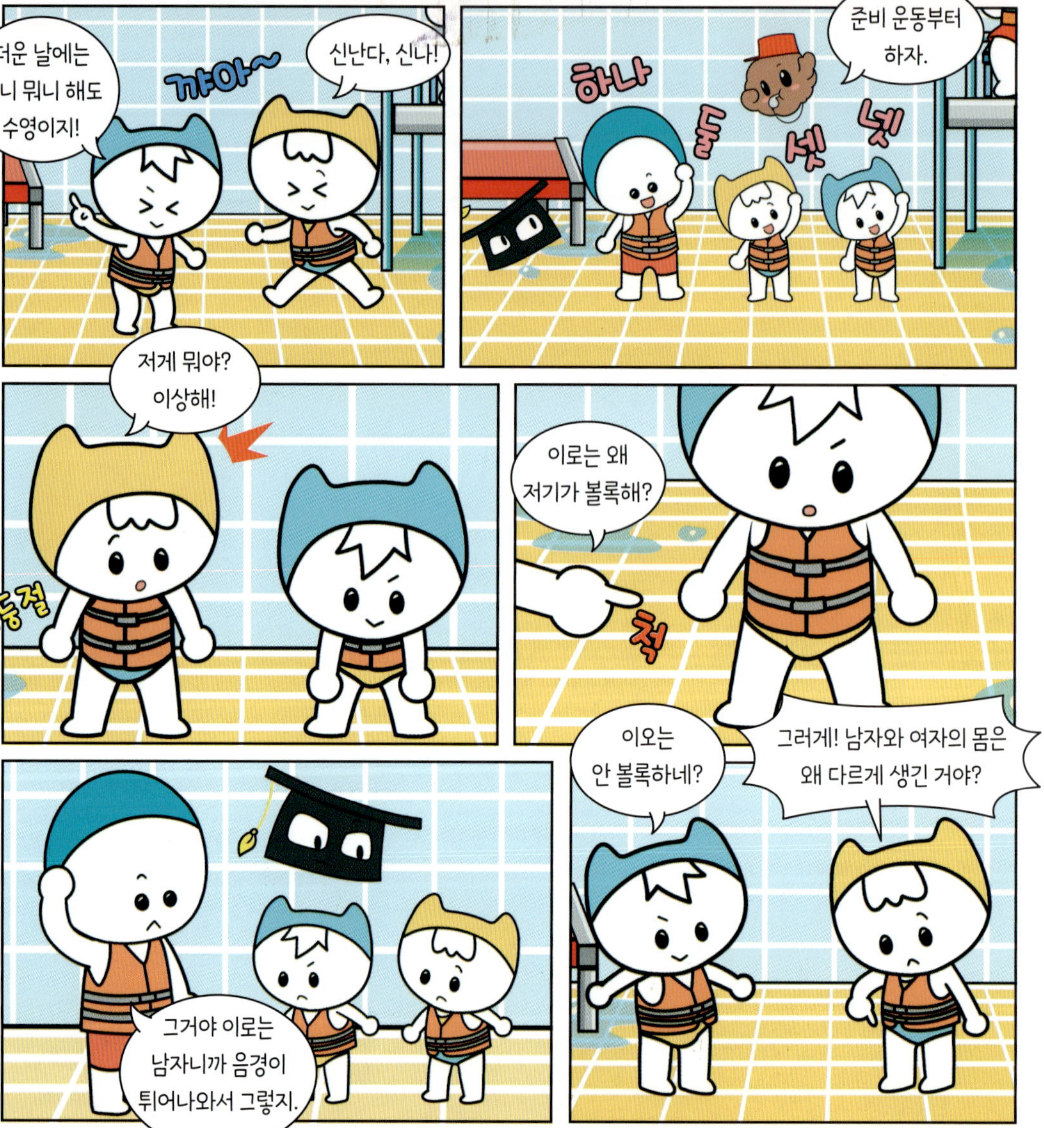

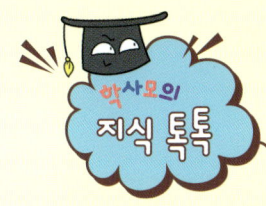

남자와 여자의 성기

성기는 생명을 만드는 일을 하지. 남자와 여자의 성기는 이름은 물론 생김새도 달라. 아기를 만들 때 남자와 여자의 역할이 서로 다르기 때문이야.

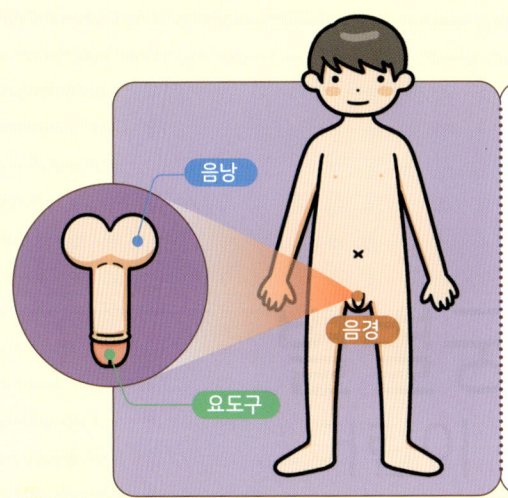

남자

남자의 성기는 몸 밖으로 드러나 있고, '음경'이라고 부른다!

음경은 흔히 고추라고 부르는 남자의 성기야. 음경 끝에는 오줌이 나오는 요도구, 음경 뒤에는 주머니같이 생긴 음낭이 있어. 남자는 음낭 안에 있는 고환에서 아기를 만들 때 필요한 정자를 만들지.

여자

여자의 성기는 몸 안에 있고, '음순'이라고 부른다!

음순은 여자의 성기야. 바깥쪽 피부인 대음순, 그 안쪽에는 소음순이 있어. 오줌이 나오는 요도구와 똥이 나오는 항문 사이에는 질이 있어. 여자는 질을 통해 아기를 낳지. 그래서 질로 세균이 들어가지 않게 깨끗하게 유지해야 해.

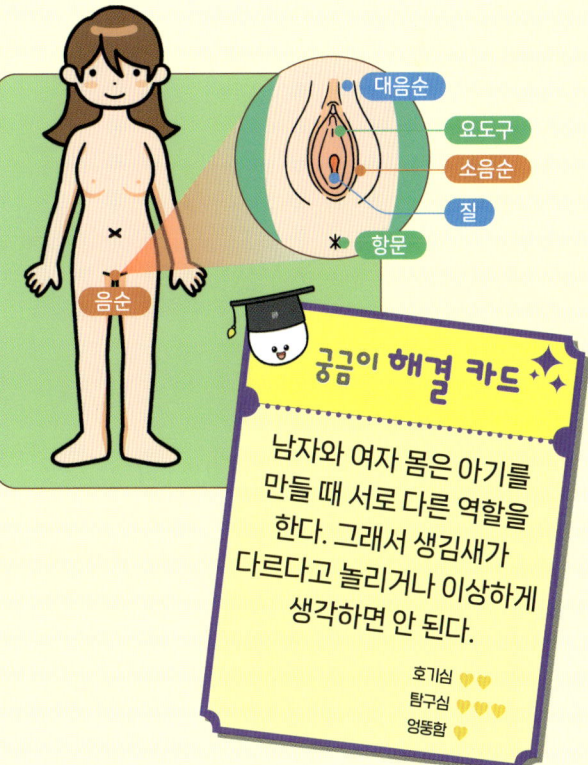

궁금이 해결 카드

남자와 여자 몸은 아기를 만들 때 서로 다른 역할을 한다. 그래서 생김새가 다르다고 놀리거나 이상하게 생각하면 안 된다.

호기심 ♥♥
탐구심 ♥♥♥
엉뚱함 ♥

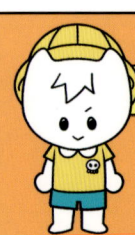

남자도 아기를 낳을 수 있을까? #성기의 구조 #음경과 음순

이로와 이오의 소꿉놀이

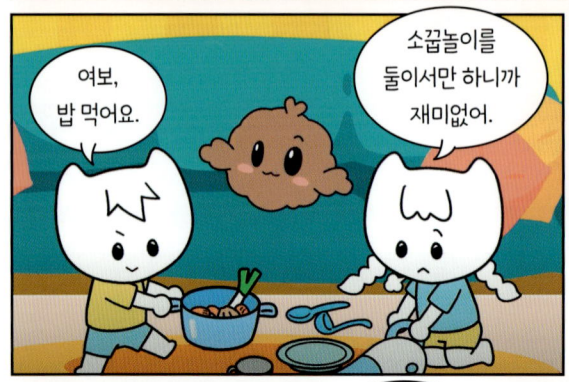
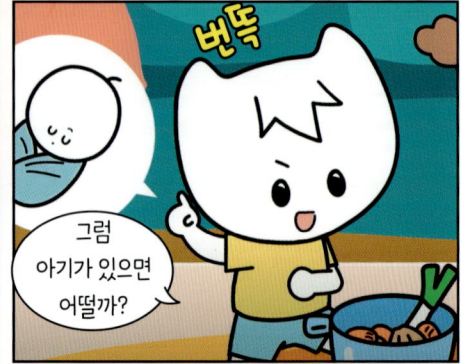
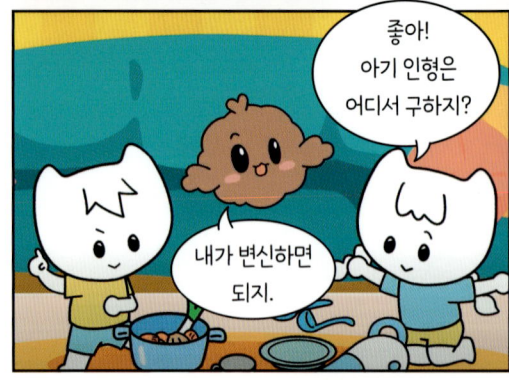
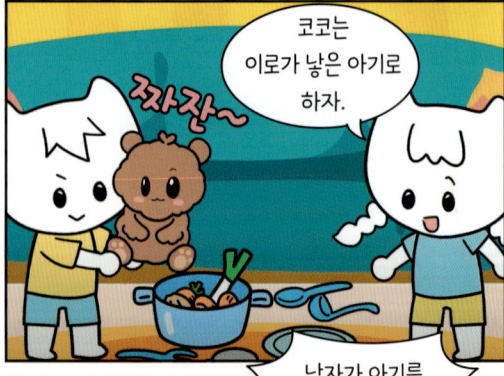
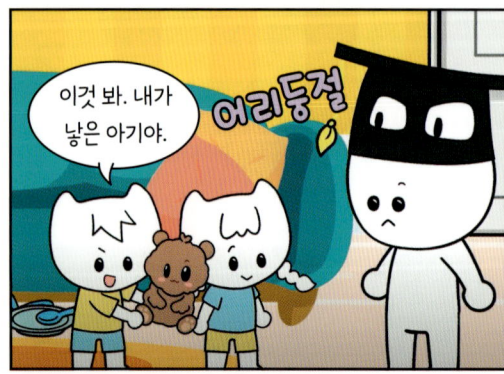
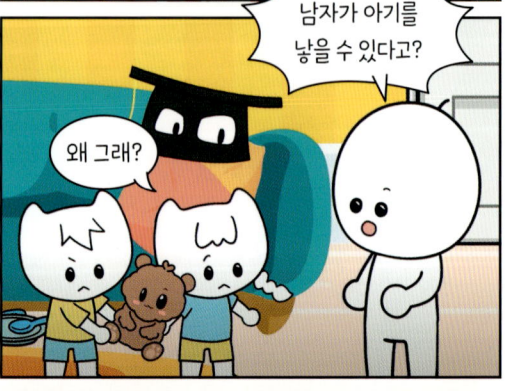

 아기는 엄마가 낳는데, 엄마는 여자잖아!

우리 집 고양이도 암컷이 새끼를 낳던걸?

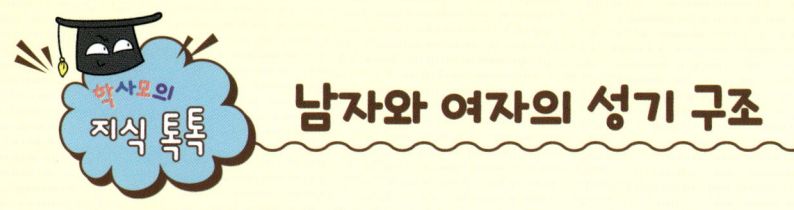

남자와 여자의 성기 구조

남자의 성기와 여자의 성기는 생김새뿐 아니라 몸 안쪽의 모습도 완전히 달라. 어떻게 다른지 한번 살펴보자.

💬 남자의 성기는 어떻게 생겼을까?

남자의 성기를 옆에서 보면 이렇게 생겼어. 겉으로는 음경과 음낭만 보이지만, 안쪽에도 여러 기관이 있지.

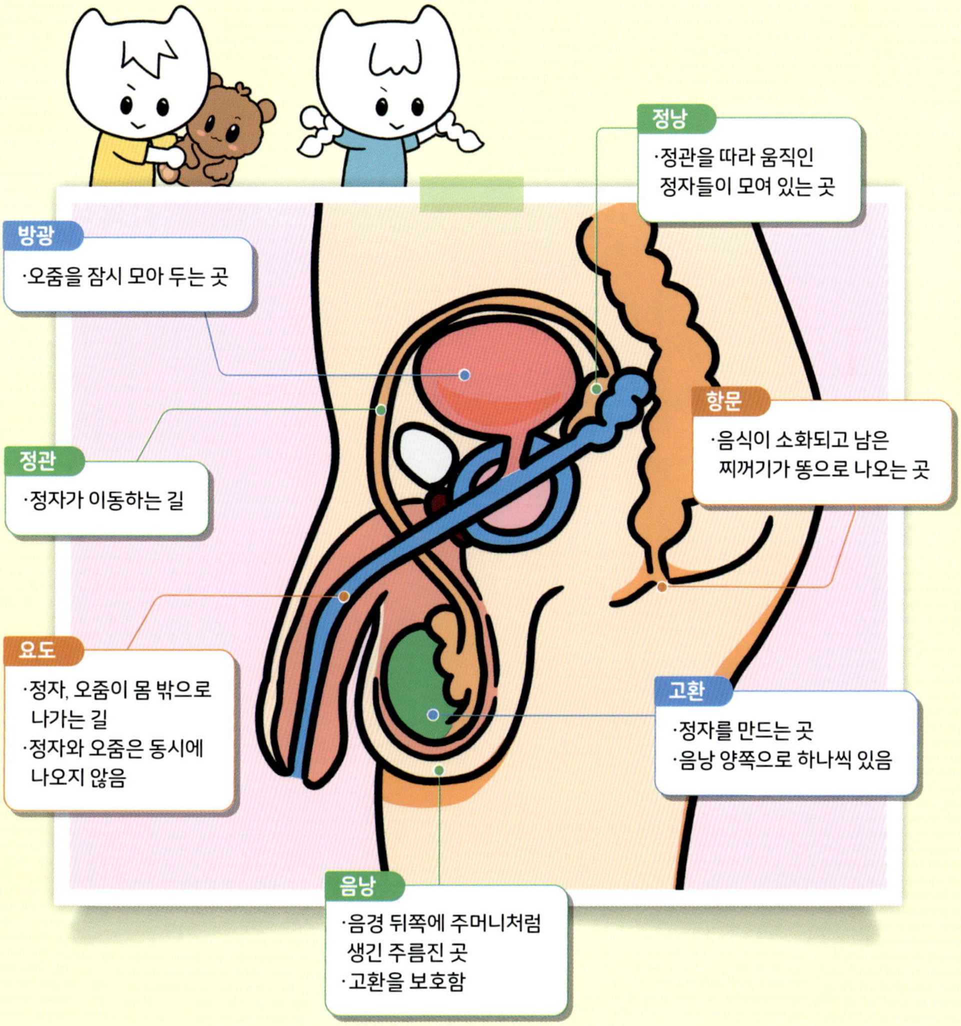

정낭
· 정관을 따라 움직인 정자들이 모여 있는 곳

방광
· 오줌을 잠시 모아 두는 곳

항문
· 음식이 소화되고 남은 찌꺼기가 똥으로 나오는 곳

정관
· 정자가 이동하는 길

요도
· 정자, 오줌이 몸 밖으로 나가는 길
· 정자와 오줌은 동시에 나오지 않음

고환
· 정자를 만드는 곳
· 음낭 양쪽으로 하나씩 있음

음낭
· 음경 뒤쪽에 주머니처럼 생긴 주름진 곳
· 고환을 보호함

여자의 성기는 어떻게 생겼을까?

여자의 성기를 옆에서 보면 이렇게 생겼어. 아기씨인 난자를 만들고, 자궁이 있어 아기가 몸속에서 자랄 수 있지.

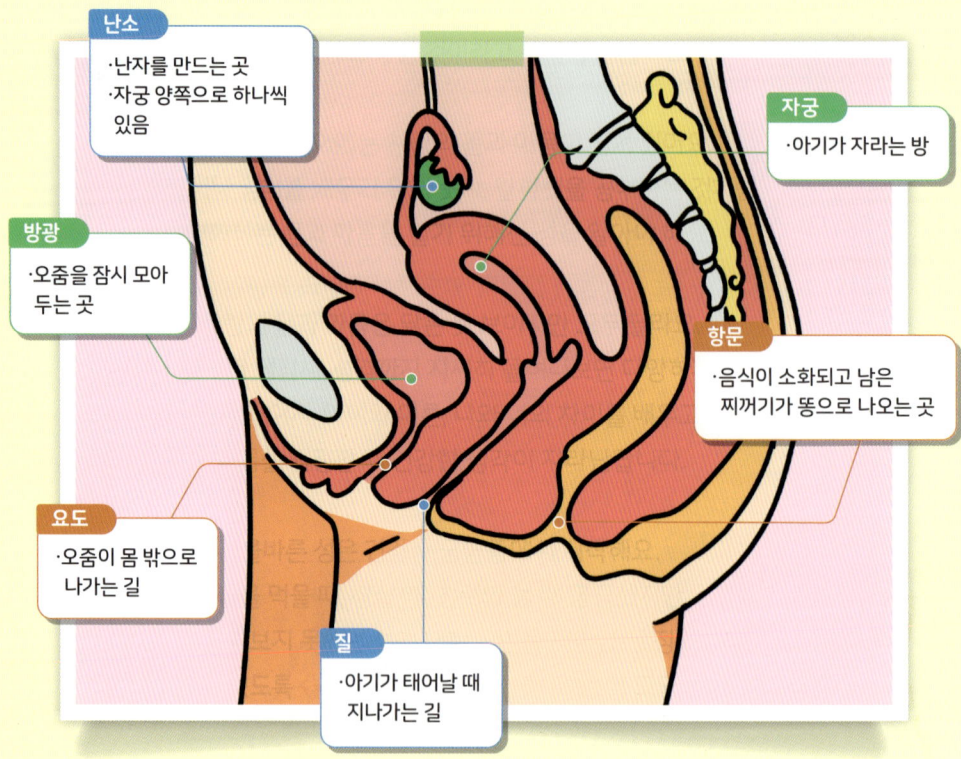

난소
· 난자를 만드는 곳
· 자궁 양쪽으로 하나씩 있음

자궁
· 아기가 자라는 방

방광
· 오줌을 잠시 모아 두는 곳

항문
· 음식이 소화되고 남은 찌꺼기가 똥으로 나오는 곳

요도
· 오줌이 몸 밖으로 나가는 길

질
· 아기가 태어날 때 지나가는 길

여기서 Quiz Time

Q1 음경과 음순의 생김새는 다르지만, 내부 모습은 똑같다. ○ ×

Q2 고환에서 만들어진 정자는 정관을 따라 이동해서 정낭에 저장된다. ○ ×

Q3 정자는 요도를 통해 오줌과 함께 나온다. ○ ×

Q4 난자를 만드는 난소는 왼쪽, 오른쪽, 가운데에 총 3개가 있다. ○ ×

Q5 아기는 자궁에서 자라서 질을 통해 태어난다. ○ ×

정답 Q1.○ Q2.○ Q3.× Q4.× Q5.○

남자와 여자의 젖샘 발달

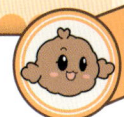 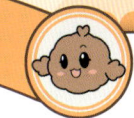

아기를 낳는 것처럼 아기에게 젖을 먹이는 일도 아무나 할 수 없어. 그 이유는 모든 사람의 가슴에서 젖이 나오지 않기 때문이야.

사람은 보통 10~11세 무렵부터 어린이에서 어른으로 변하는 시기인 '사춘기'가 시작되지. **이때, 여자는 가슴이 커지면서 '젖샘'도 같이 발달해.** 그러다 아기를 가지면 젖샘에서 젖을 만들어. 아기가 태어나면 먹을 수 있도록 말이야. 젖에는 단백질, 칼슘 등 영양분이 많아서 아기가 건강하게 자랄 수 있도록 돕는단다.

남자의 가슴에도 젖샘이 있지만, 젖을 만들 순 없어. 대신 남자는 젖병에 우유를 담아 아기에게 먹이고 돌볼 수 있지.

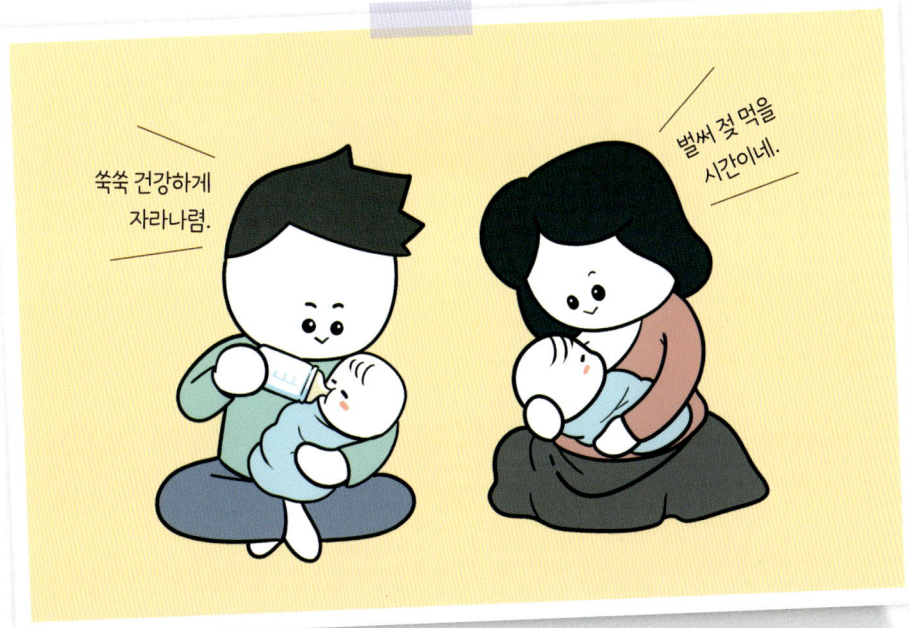

쑥쑥 건강하게 자라나렴.

벌써 젖 먹을 시간이네.

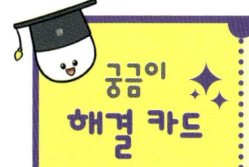

아기가 자라는 '자궁'은 여자 몸에만 있기 때문에
남자는 아기를 낳을 수 없다.

호기심 ♥♥♥ 탐구심 ♥♥♥ 엉뚱함 ♥♥

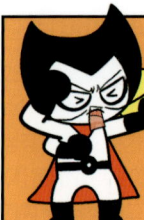 내가 좋아하는 사람을 따라 하면 똑같아질 수 있을까? #자기다움 #차이와존중

인기 만점 스타가 되고 싶어!

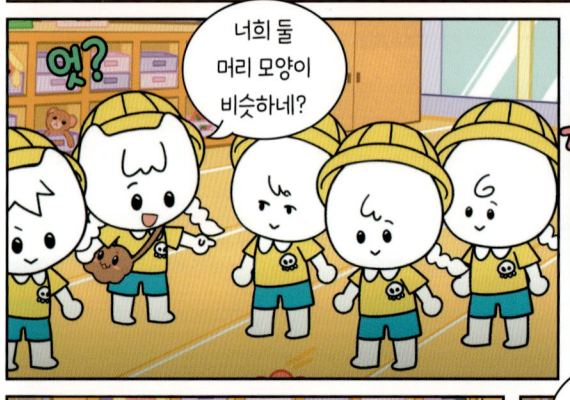
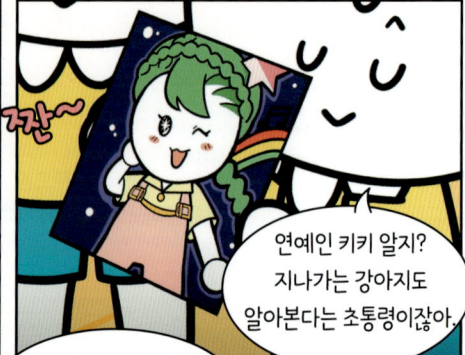
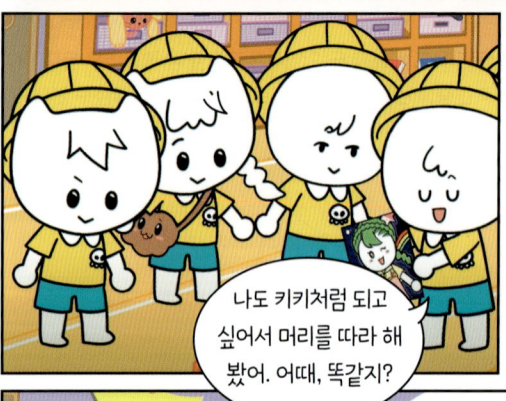
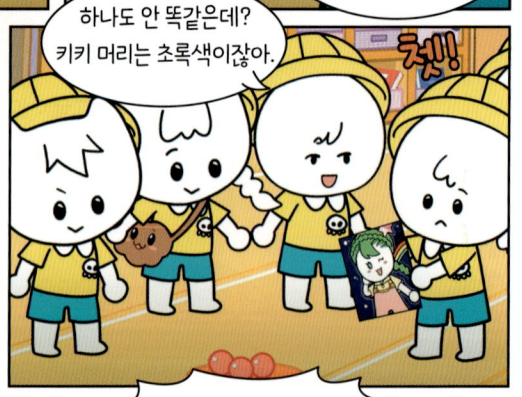
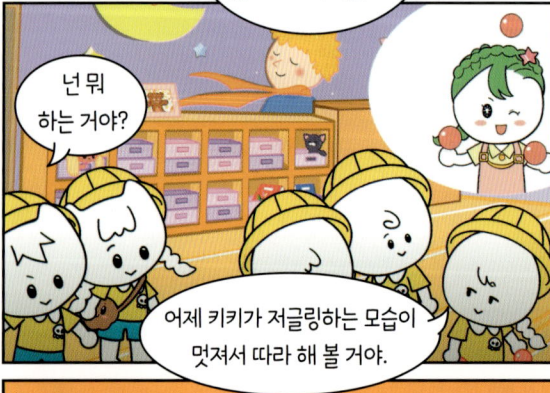
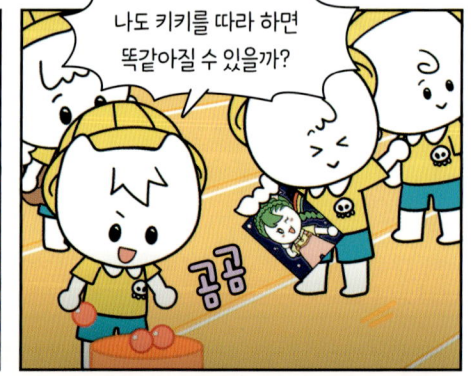

 닮고 싶은 사람을 머리부터 발끝까지 따라 하면, 그 사람처럼 될 수 있지 않을까?

쌍둥이도 아닌데 그렇게 똑같아질 수 있다니, 말도 안 돼!

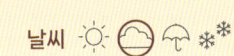

제목 키키 따라 하기 대작전!

요즘 우리 반은 연예인 키키에 빠져 있다. 노래면 노래, 춤이면 춤, 게임까지 못 하는 게 없기 때문이다. 친구들은 틈날 때마다 키키를 따라 한다. 머리 스타일, 패션은 물론 눈을 찡긋거리는 모습까지 흉내 낸다. 내가 생각해도 키키는 정말 멋지다. 그래서 이오와 난 키키와 똑같이 되기로 결심했다. **이름하여** 키키 따라 하기 대작전!

첫 번째 단계는 머리 염색하기! 우리는 엄마의 염색약을 몰래 가져다 머리를 초록색으로 물들였다. 두 번째 단계는 눈 키우기! 키키 같은 눈이 되기 위해 테이프로 쌍꺼풀을 만들려다가 아뿔싸, 궁이 형에게 들키고 말았다. **궁이 형**은 우리를 보며 황당해하더니, 사람은 타고난 생김새, 패션, 좋아하는 음식, 잘하는 운동이 달라서 다른 사람을 따라 해도 똑같아질 수 없다고 했다.

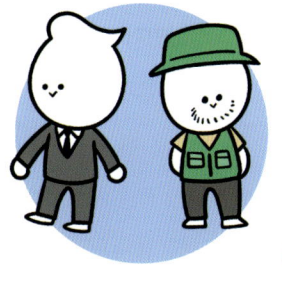
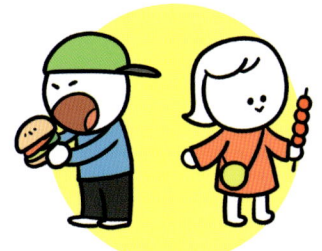
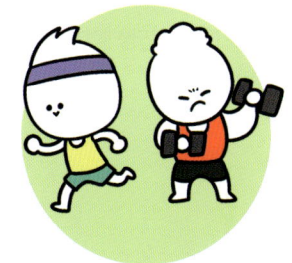

어떤 사람은 분홍색 파마머리를 예쁘다고 하지만 다른 사람에게는 별로인 것처럼 무엇을 멋지다고 생각하는 기준도 사람마다 다르다고 했다. 누군가를 좋아한다고 해서 그 사람의 외모나 행동을 무조건 따라 할 필요는 없다는 것이다. **우리는** 각자 충분히 멋진데 누구를 따라 할 필요가 있을까? 그냥 키키 말고, 지금처럼 멋진 내가 되어야겠다.

궁금이 해결 카드

사람은 모두 개성이 있어서 다른 사람과 똑같아질 수 없다. 세상에서 하나뿐인 내 몸과 마음을 사랑하는 것이 중요하다.

호기심 ♥♥
탐구심 ♥♥♥
엉뚱함 ♥♥♥

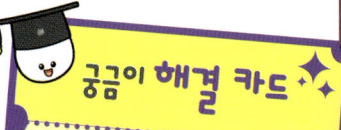

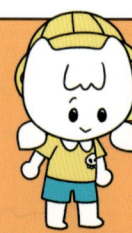 얼굴만 보고 남자인지 여자인지 알 수 있을까? #성 역할 #자기다움

저 사람은 남자야? 여자야?

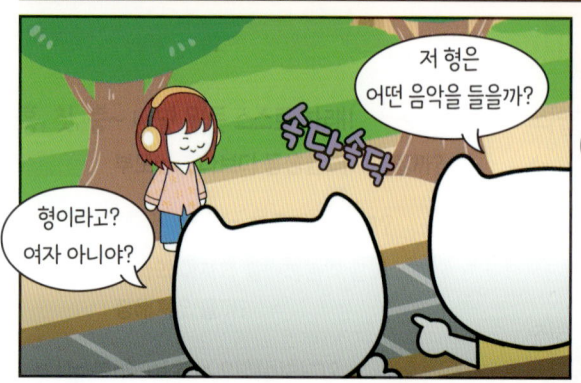
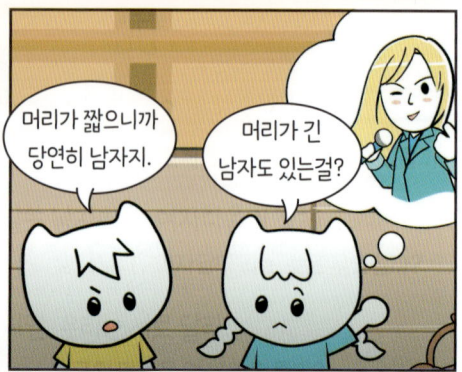
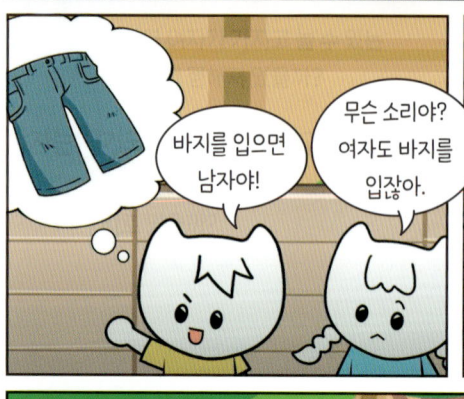
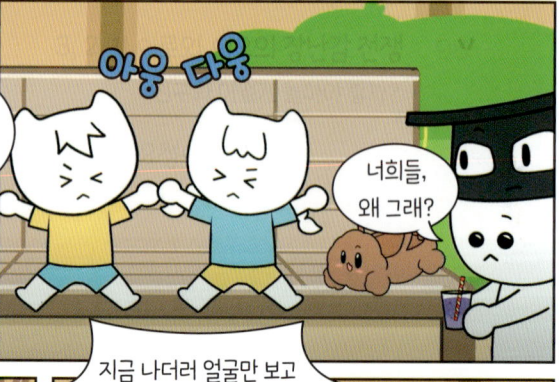
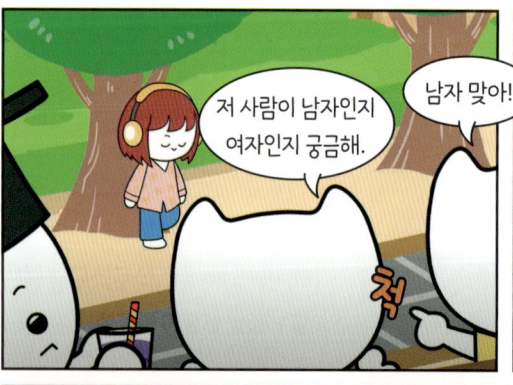
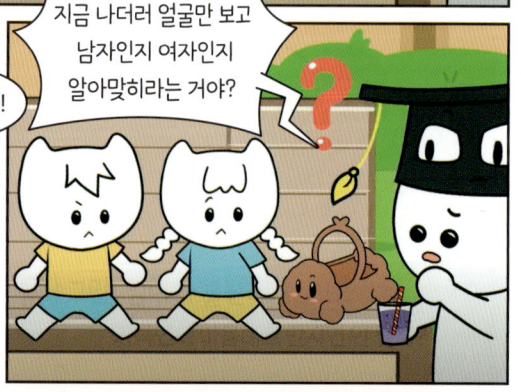

 키나 덩치가 크면 남자고, 작고 마르면 여자인 거 아니야? 우리 이모는 키가 크고 머리도 짧아서 사람들이 남자로 착각할 때가 있어.

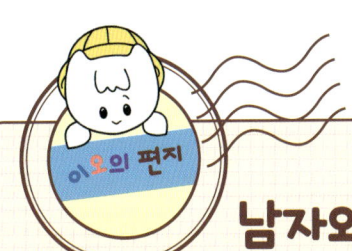

남자와 여자는 어떻게 결정될까?

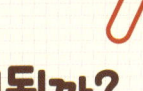

공원에서 만난 멋쟁이에게

저는 궁금증 요정, 이오라고 해요. 쌍둥이 이로와 당신이 남자인지 여자인지를 두고 말싸움을 했죠. 이로는 머리가 짧고 바지를 입어서 남자래요. TV만 봐도 머리가 긴 남자 아이돌이 나오는데 말이에요. 게다가 미얀마에서는 더운 날씨 때문에 남자도 바람이 잘 통하는 치마를 입잖아요.

제 친구 학사모가 몇 가지 사실을 알려 줬어요. 성별을 결정하는 것은 '염색체'라는 물질이래요. 염색체는 우리 몸의 모든 정보를 담고 있다면서요? 남자와 여자를 결정하는 염색체는 'X염색체', 'Y염색체'라고 부른대요. 아기가 생길 때, Y염색체를 가진 정자와 난자가 만나면 남자, X염색체를 가진 정자와 난자와 만나면 여자가 태어나고요. 쉽게 말해 남자의 성기를 가지고 태어나면 남자, 여자의 성기를 가지고 태어나면 여자인 거죠.

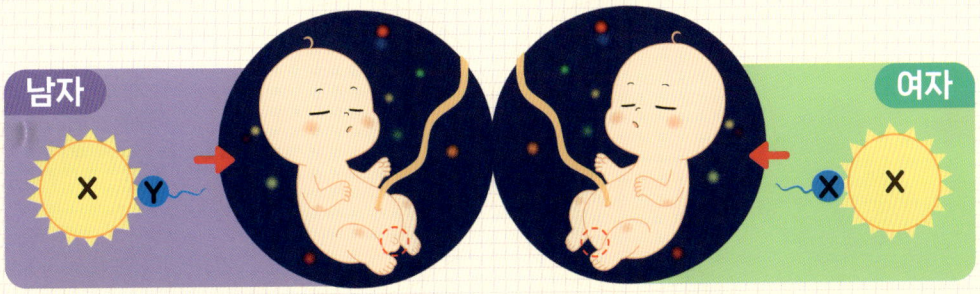

하지만 사람의 개성은 다양해서 얼굴이나 목소리, 키, 머리 모양 같은 겉모습으로 성별을 구분해서는 안 돼요. 남자라도 머리가 길거나 힘이 약할 수 있고, 반대로 여자라도 머리가 짧고 힘이 셀 수 있는 것처럼요. 그래서 당신은 여자인가요, 남자인가요?

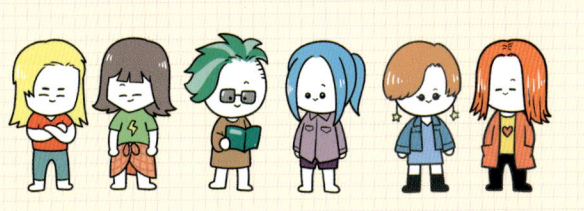

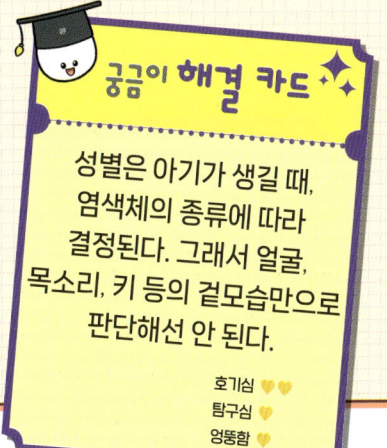

궁금이 해결 카드

성별은 아기가 생길 때, 염색체의 종류에 따라 결정된다. 그래서 얼굴, 목소리, 키 등의 겉모습만으로 판단해선 안 된다.

호기심 ♥♥
탐구심 ♥
엉뚱함 ♥

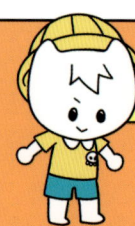

엄마 품은 폭신폭신해!

엄마 가슴은 왜 볼록 나왔을까? #여자의몸 #유방과모유

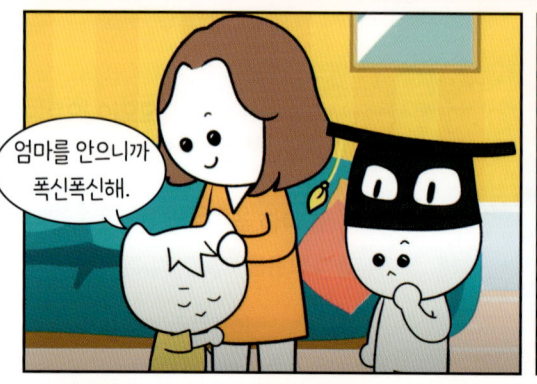

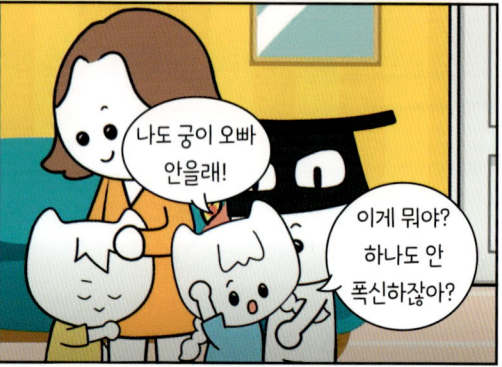

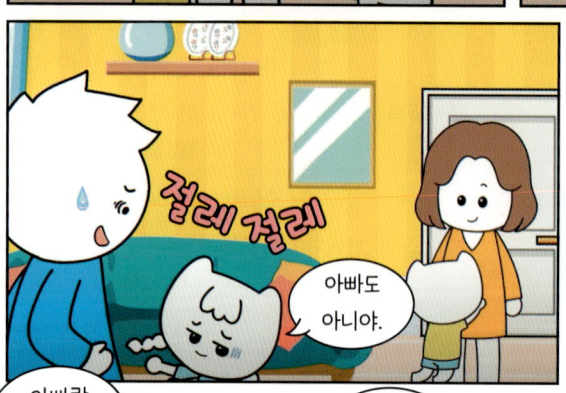

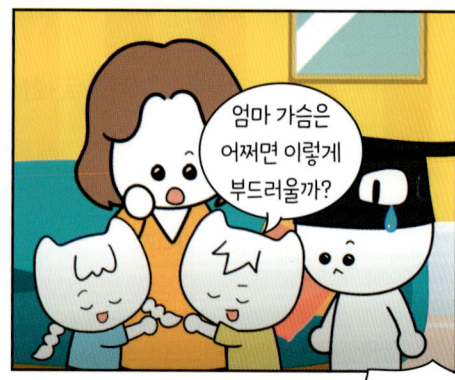

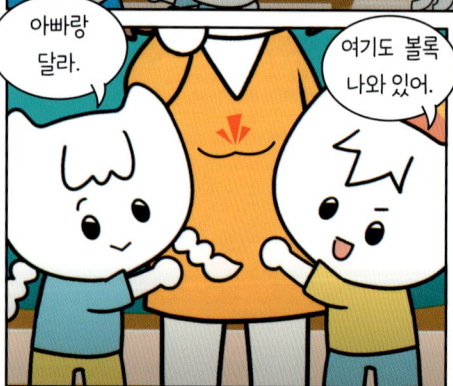

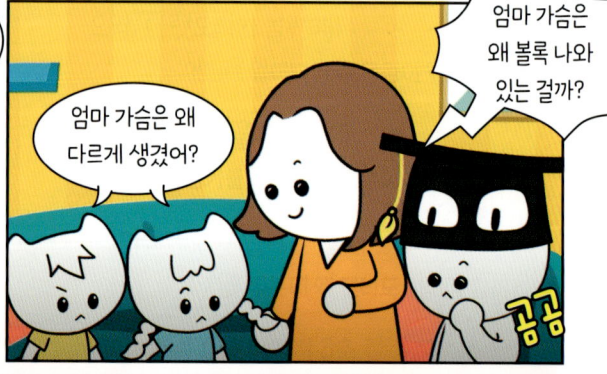

 난 여자지만, 내 가슴은 이렇게 평평한데?

몸이 날씬한데 가슴만 볼록하다면 살 때문도 아닌 것 같아.

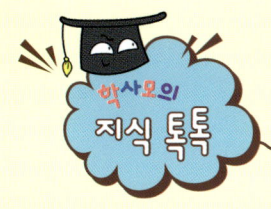

여자의 가슴, 유방

아기였을 때 남자와 여자의 가슴 모양은 크게 다르지 않아. 하지만 어른으로 성장해 가면서 여자의 가슴은 점점 변하기 시작해. 남자의 가슴은 여전히 평평하지만, 여자는 볼록해지지.

🗨 여자의 가슴은 어떻게 생겼을까?

여자의 가슴을 '유방'이라고 해. 유방 안쪽은 단단한 근육이지만, 바깥쪽은 말랑말랑한 지방으로 이루어져 있어. 이 지방층 때문에 여자의 가슴이 폭신한 거야. 사람마다 생김새가 다르듯 여자의 가슴도 큰 가슴, 작은 가슴, 둥근 가슴, 뾰족한 가슴 등 모양이나 크기가 다양해.

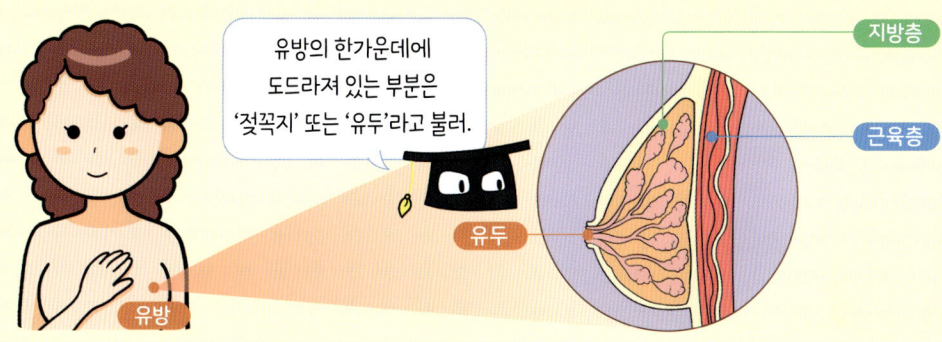

🗨 여자의 가슴은 무슨 일을 할까?

엄마가 아기를 낳고 나면 유방에서는 아기에게 먹일 젖이 나와. '모유'라고도 하지. 갓 태어난 아기는 이가 없어서 음식을 씹을 수 없어. 그래서 편하게 삼킬 수 있고, 영양분도 풍부한 엄마의 젖을 먹지. 유방은 엄마의 얼굴과 가까운 곳에 위치하여 아기가 젖을 먹을 때 엄마의 표정과 눈빛을 볼 수 있어. 이때, 아기는 엄마 품에서 편안함을 느끼지. 유방은 엄마와 아기에게 모두 중요한 곳인 만큼 함부로 만지거나 장난을 치면 안 돼!

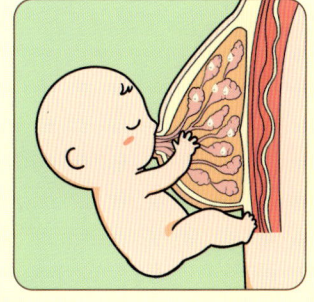

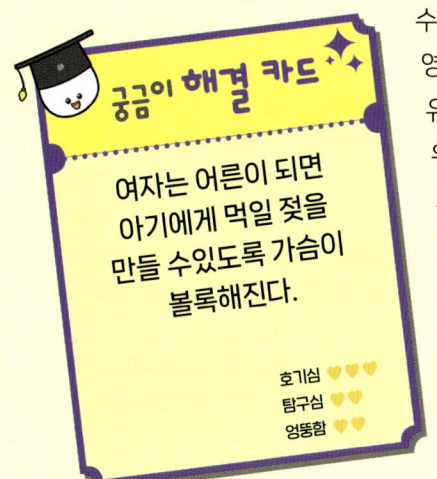

여자는 어른이 되면 아기에게 먹일 젖을 만들 수 있도록 가슴이 볼록해진다.

호기심 ♥♥♥
탐구심 ♥♥
엉뚱함 ♥

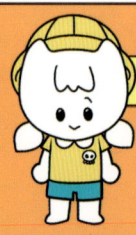

어른이 되면 몸이 변할까? #남자의 몸 #신체 변화

아빠와 목욕탕에 갔어요

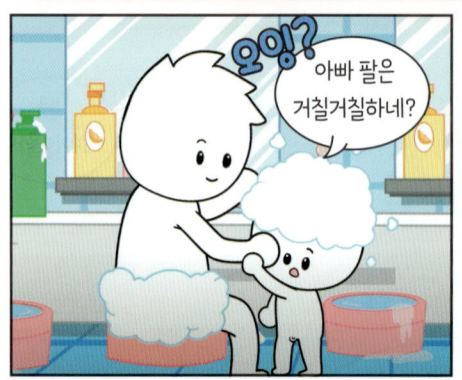
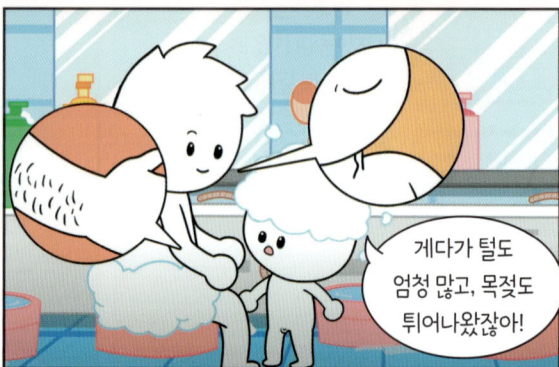
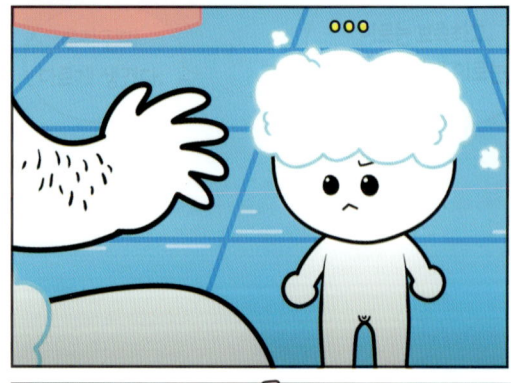
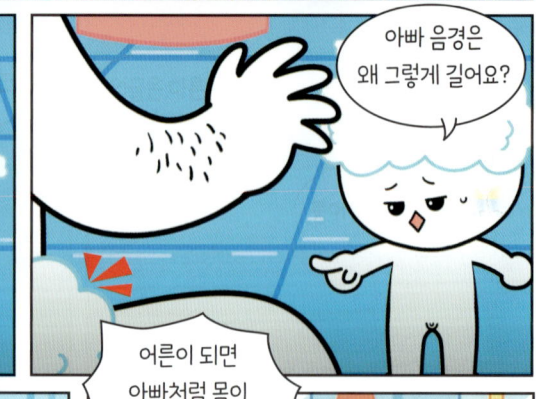
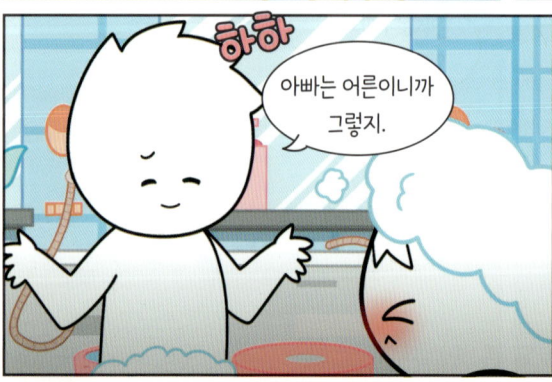
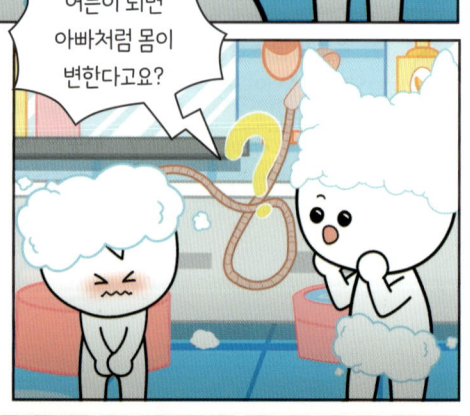

 목욕할 때 보니, 엄마와 내 몸이 많이 다르던걸?
내가 아기였을 때와 지금이 다른 것처럼 어른이 될수록 몸도 변하나 봐.

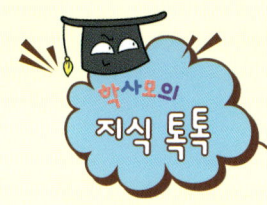

어린이와 어른의 몸

남자와 여자는 어른이 되면서 몸에 여러 가지 변화가 일어나. 여자는 엉덩이가 커지고 가슴이 발달하는 것처럼 남자도 어린이에서 어른의 몸으로 성장하지.

어린이

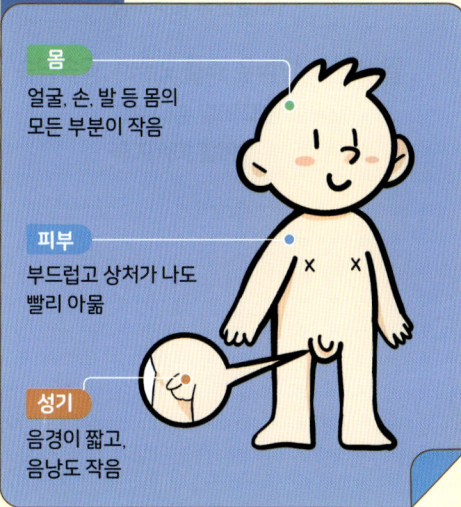

몸
얼굴, 손, 발 등 몸의 모든 부분이 작음

피부
부드럽고 상처가 나도 빨리 아묾

성기
음경이 짧고, 음낭도 작음

여기서 잠깐!
사람마다 성장하는 속도는 조금씩 달라. 혹시 지금 키나 음경이 작다고 해도 너무 신경 쓰지 않아도 돼. 네 몸은 너만의 속도로 잘 자라고 있어.

어른

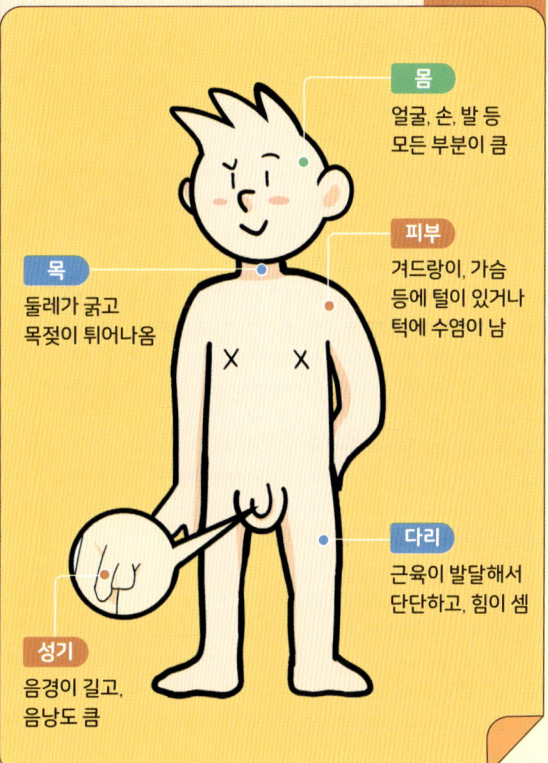

몸
얼굴, 손, 발 등 모든 부분이 큼

피부
겨드랑이, 가슴 등에 털이 있거나 턱에 수염이 남

목
둘레가 굵고 목젖이 튀어나옴

다리
근육이 발달해서 단단하고, 힘이 셈

성기
음경이 길고, 음낭도 큼

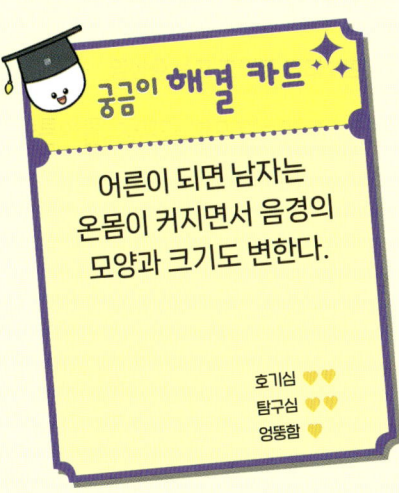

궁금이 해결 카드
어른이 되면 남자는 온몸이 커지면서 음경의 모양과 크기도 변한다.

호기심 ♥♥
탐구심 ♥♥
엉뚱함 ♥

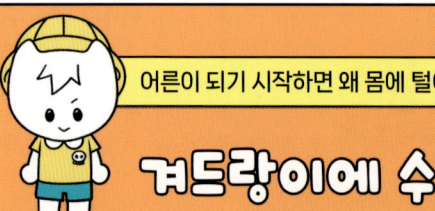

안녕? 나는 털이야!

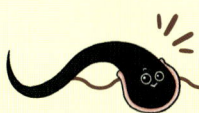

난 너희들의 얼굴과 몸 곳곳에 있어. **보송보송** 솜털이라 잘 보이지 않지만 말이야. 피부에 있는 '모낭'이라는 작은 구멍에서 살고 있지. 모낭에서 만드는 영양분을 먹고 쑥쑥 자라는 중이야.

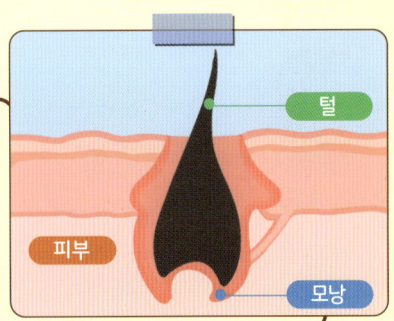

혹시 내가 쓸모없다고 생각한 적 있니? 그렇다면 내 이야기를 잘 들어 봐. 난 피부가 상하지 않도록 돕고, 먼지나 세균 같은 것들이 몸속으로 들어오지 못하게 보호해. 또 몸의 온도를 조절하는 일도 하지. **에헴**, 내가 왜 필요한지 알겠지?

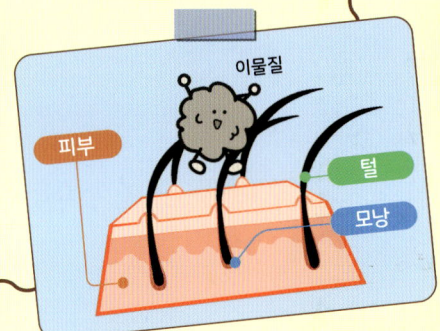

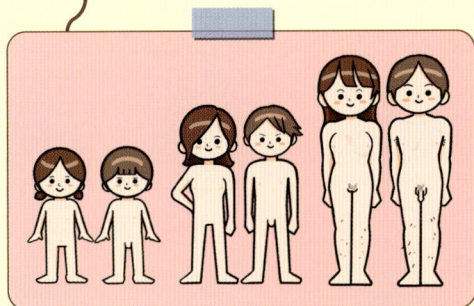

야호! 내가 점점 두꺼워지고 있어. 난 너희가 자랄수록 겨드랑이, 배, 성기 등 전에는 없던 곳에서 생겨나지. 특히, 사춘기가 되면 피부가 예민해지고 몸속에서 생기는 해로운 물질이 많아져서 내가 튼튼하게 지켜 줘야 해.

뭐라고? 성기에 난 나를 뽑고 싶다고? 안 돼! 털은 자라고 빠지고를 반복한단 말이야. 몸의 위치에 따라 내가 자라는 주기가 다르지만, 잘라야 할 정도로 길게 자라진 않아.

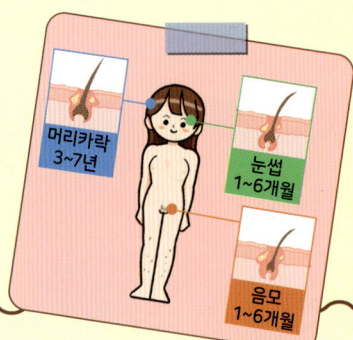

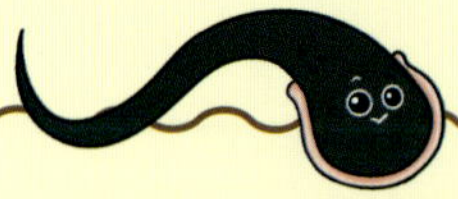

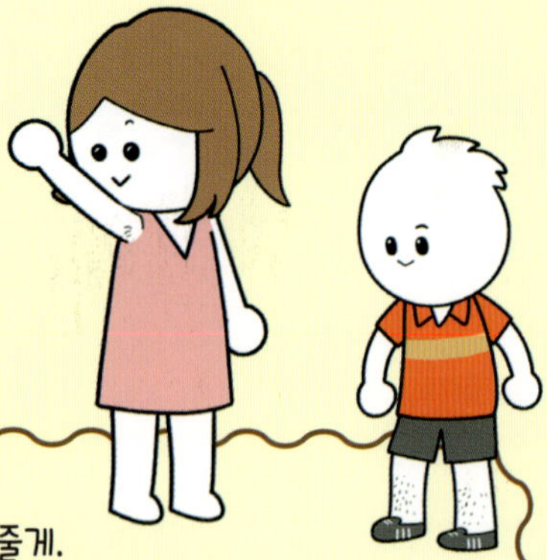

후유~ 큰일 날 뻔했네! 마지막으로 하나 더 알려 줄게. 사람마다 털이 나는 모양과 양은 달라. 내가 아예 없는 사람도 있지. 내가 많다고 해서 멋진 것도 아니고, 적어서 이상한 것도 아니야. 정답은 없어.

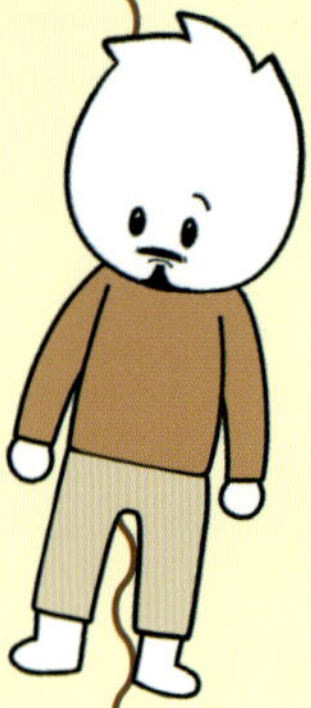

털이 많고 적은 건 부모님에게 물려받는 거야. 마음에 들지 않는다고 바꿀 수 없지. 각자 서로 다른 모습을 존중해야 한다는 사실을 **기억하자!**

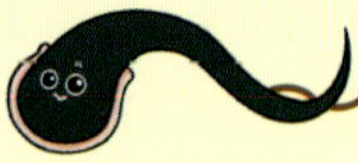

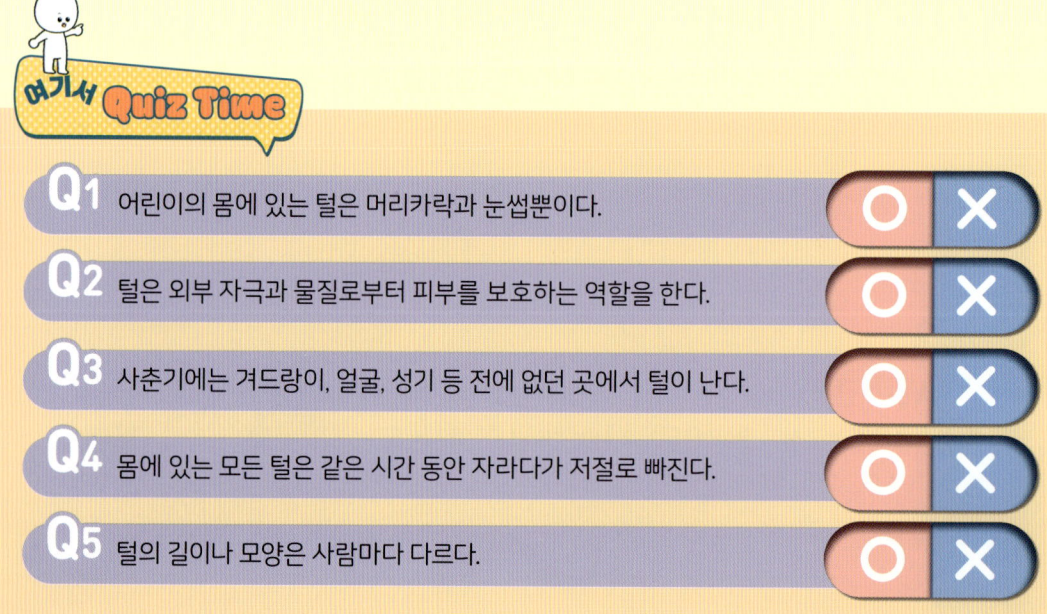

여기서 Quiz Time

Q1 어린이의 몸에 있는 털은 머리카락과 눈썹뿐이다. ⭕ ❌

Q2 털은 외부 자극과 물질로부터 피부를 보호하는 역할을 한다. ⭕ ❌

Q3 사춘기에는 겨드랑이, 얼굴, 성기 등 전에 없던 곳에서 털이 난다. ⭕ ❌

Q4 몸에 있는 모든 털은 같은 시간 동안 자라다가 저절로 빠진다. ⭕ ❌

Q5 털의 길이나 모양은 사람마다 다르다. ⭕ ❌

정답 Q1.X Q2.O Q3.O Q4.X Q5.O

사춘기 남자의 변화, 변성기

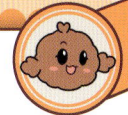 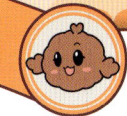

사춘기에는 털뿐만 아니라 **목소리도 변해.** 사람마다 시기는 조금씩 다르지만, 남자와 여자 모두 목소리가 굵고 낮아지지. 그 이유는 사춘기 동안 '성대'가 점점 커지기 때문이야. 목소리를 내는 성대는 작으면 높은 소리를 내기가 쉽고 크면 낮은 소리를 내는 게 편하거든. 사춘기 남자는 목젖이 튀어나오고 목소리도 훨씬 낮아지면서 여자보다 변화가 뚜렷한 편이야.

목소리가 어른처럼 변하는 시기를 '변성기'라고 불러. 이때는 예전처럼 높은 소리를 내기가 힘들어지고, 쇳소리가 섞인 듯 목이 쉬거나 소리가 갈라져서 불편할 수 있어. 하지만 목소리의 변화는 자연스러운 일이야. 이 시기를 잘 보내면 **자기만의 특별한 목소리가 만들어질 수 있거든.** 일부러 높은 소리를 내거나 큰 소리를 질러서 목을 상하게 하는 행동은 조심하는 게 좋겠지?

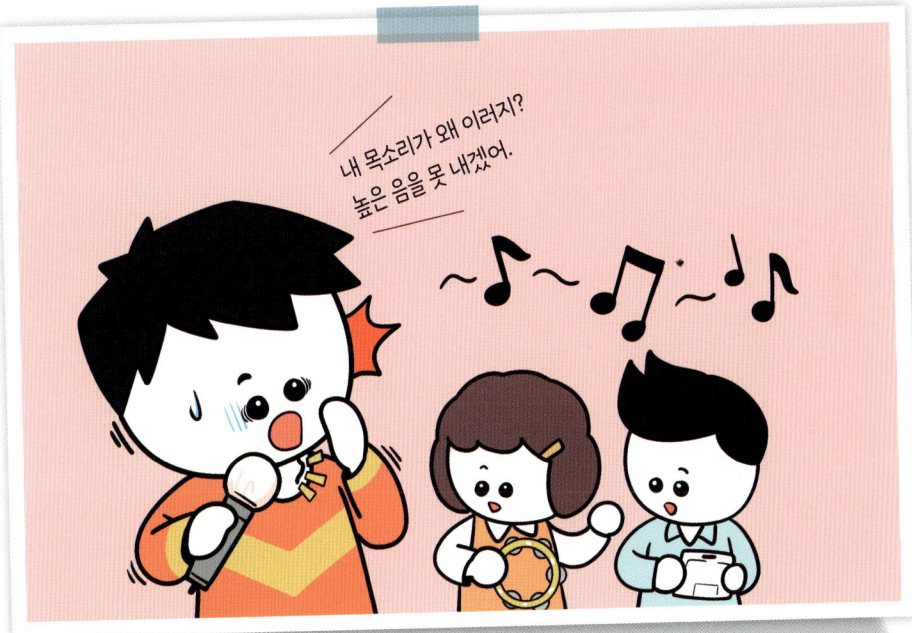

내 목소리가 왜 이러지? 높은 음을 못 내겠어.

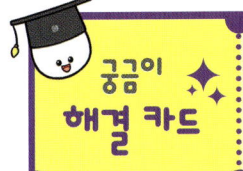

사람의 몸은 성장하면서 자연스럽게 변하는데, 몸을 보호하기 위해 겨드랑이나 성기 등에서 털이 날 수 있다.

호기심 ♥♥♥   탐구심 ♥♥♥   엉뚱함 ♥

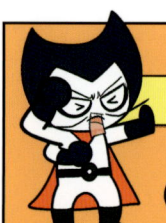

엄마는 어른인데 왜 기저귀를 할까? #월경과 생리 #신체 변화

이건 누가 쓰는 거예요?

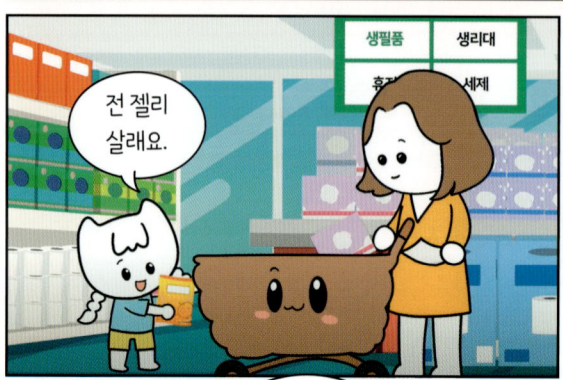

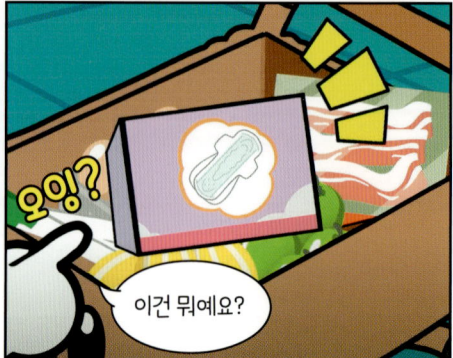

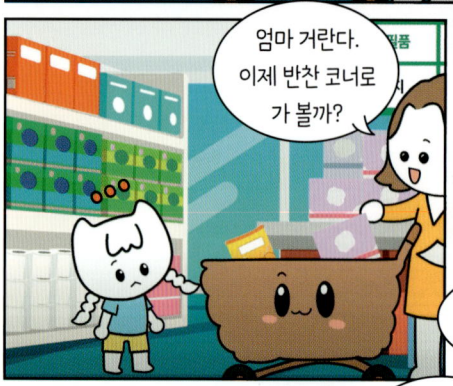

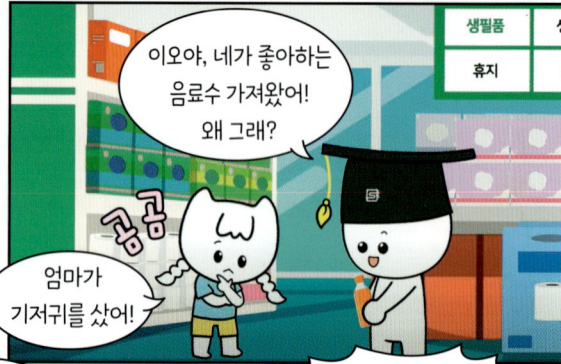

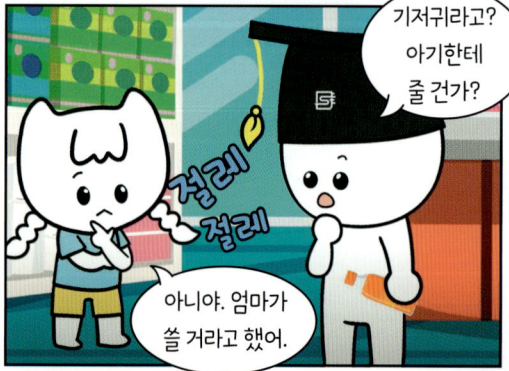

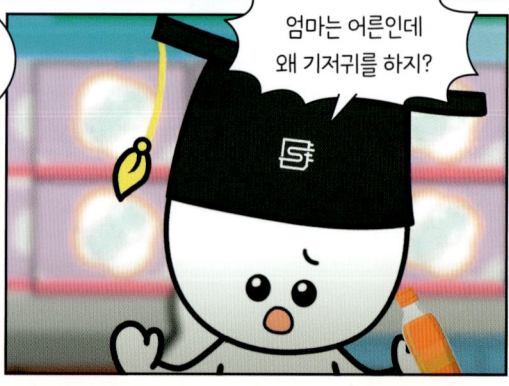

 아기는 똥오줌을 못 가리지만 엄마는 아닌데, 왜 기저귀를 살까?

설마 엄마가 화장실 가기 귀찮은 건 아니겠지?

자궁과 함께하는 월경 탐구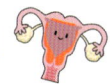

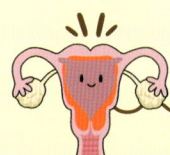

반가워. 난 사춘기 여자의 몸속에 있는 자궁이야. 지금 피와 영양분으로 자궁벽을 두껍게 만드느라 바빠. 이렇게 해야 수정란이 안전하게 머무를 수 있거든.

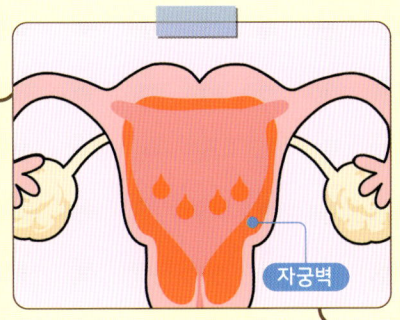

수정란이 **뭔지** 궁금하다고? 나의 양쪽 끝에 있는 난소에서는 한 달에 한 번씩 난자가 나와. 난자가 남자의 정자와 만나면 수정란이 만들어지지. 수정란은 자궁으로 내려와 아기로 자라기 시작해.

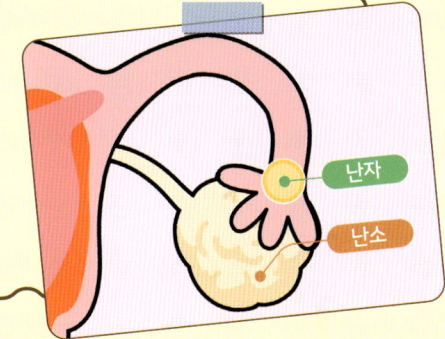

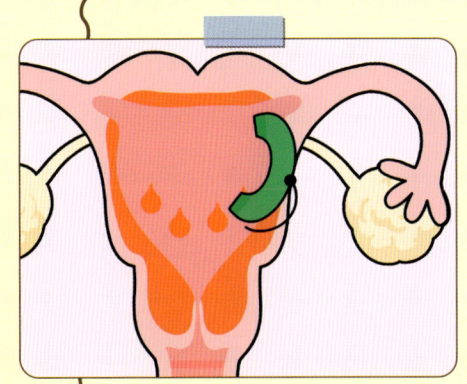

앗! 난자한테 연락이 왔어! 이번 달에는 정자를 만나지 못했대. 그럼 벽이 필요 없어졌으니 허물어야겠다. 이렇게 내가 허문 벽이 몸 밖으로 나오는 것을 '월경', '생리'라고 해.

사람마다 조금씩 다르지만, 난 보통 한 달에 한 번, 4~7일 동안 피와 찌꺼기를 내보내. 첫날과 이튿날에는 양이 많다가 점점 줄어들지. 월경이 끝나면 다시 난자의 연락을 받을 때까지 벽을 만들 거야. **하나, 둘~**

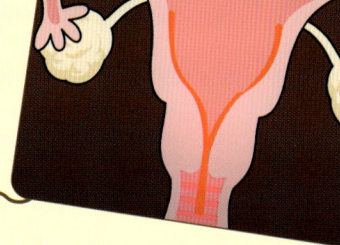

짜잔~ 기저귀같이 생긴 이건 뭘까? 바로 '생리대'야. 월경을 할 때 내가 내보낸 피를 흡수할 수 있도록 팬티에 붙여서 사용하지. 덕분에 옷에 피가 묻지 않아.

월경을 하는 동안 어떤 사람은 허리나 배가 **찌릿찌릿** 아프기도 하고, 감정이 예민해지기도 해. 전혀 아프지 않거나 반대로 일상생활이 힘들 정도로 아픈 사람도 있어. 하지만 월경을 한다는 건 몸과 마음이 건강하다는 증거야. 네 몸에서 일어나는 변화를 기쁘게 맞이해 줘.

여기서 Quiz Time

Q1 여자 아기의 몸에서도 자궁벽이 두꺼워지는 현상이 나타난다. O / X

Q2 수정란이 자궁에 안전하게 자리 잡으면 나중에 아기가 된다. O / X

Q3 월경은 보통 한 달 내내 이루어진다. O / X

Q4 생리대는 월경을 할 때 피를 흡수하기 위해 사용한다. O / X

Q5 월경을 할 때는 몸이 아주 편안해서 격렬한 운동을 해도 괜찮다. O / X

정답 Q1.X Q2.O Q3.X Q4.O Q5.X

생리대의 사용법과 종류

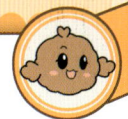 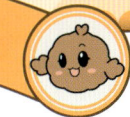

생리대는 월경이 갑자기 찾아와도 당황하지 않게 작은 가방에 미리 준비해 두면 좋아. 월경이 시작되면 자신의 상황에 따라 3~4시간마다 바꿔 줘. 다 쓴 생리대를 아무렇게나 버리면 다른 사람이 불쾌해질 수 있기 때문에 생리대 포장지로 돌돌 말아서 쓰레기통에 버리자.

일회용 생리대

모양에 따라 일반형과 팬티에 더 잘 붙도록 만든 날개형으로 구분해. 크기에 따라 소형, 중형, 대형, 초대형이 있어.

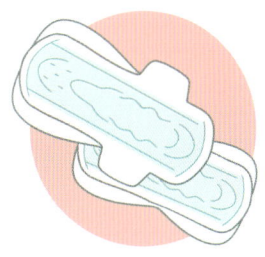

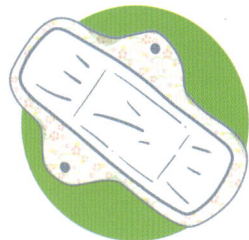

면 생리대

면으로 만들어 몸에 해롭지 않아. 빨아 쓸 수 있어서 환경을 보호할 수 있지.

탐폰

막대 모양의 솜뭉치를 질 안에 넣어서 피를 흡수해. 처음에는 사용하기가 어렵지만, 피가 잘 새지 않아 운동할 때 쓰면 편리하지.

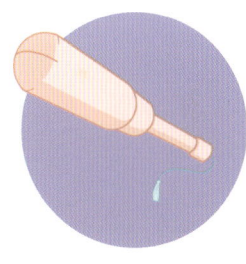

생리컵

말랑말랑한 컵을 질 안에 넣어 피를 받아 내. 여러 번 사용할 수 있지만, 깨끗하게 자주 씻어야 해.

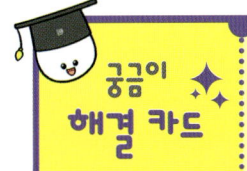

궁금이 해결 카드

사춘기 이후 여자는 한 달에 한 번씩 월경을 하게 되며, 피가 옷에 묻지 않도록 생리대를 사용한다.

호기심 ♥♥♥   탐구심 ♥♥   엉뚱함 ♥

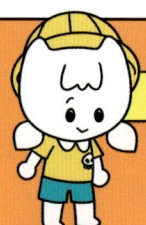

아침에 일어나면 왜 음경이 딱딱해질까? #발기 #사정과 몽정

으악, 아랫도리가 불편해!

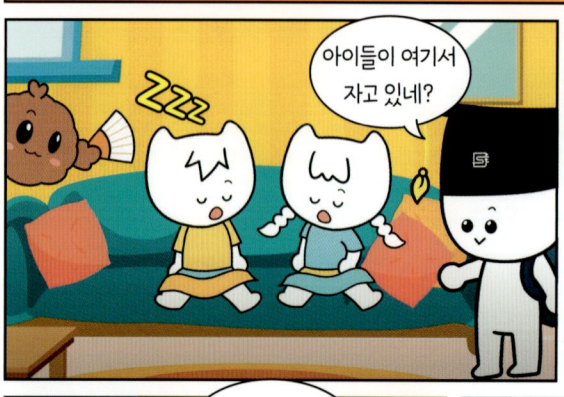
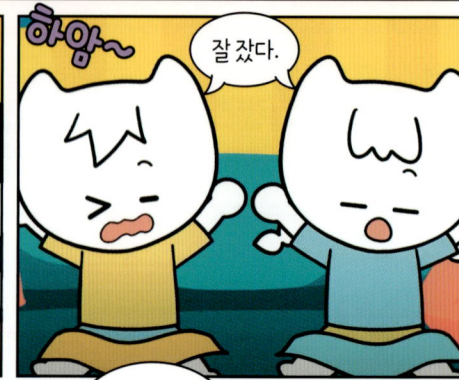
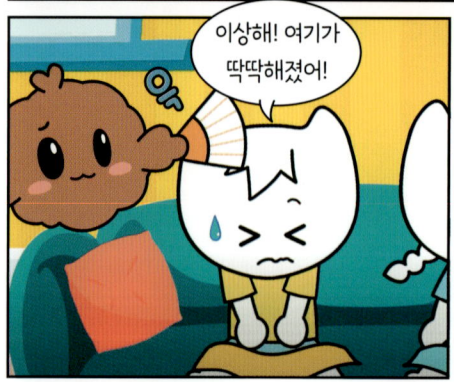
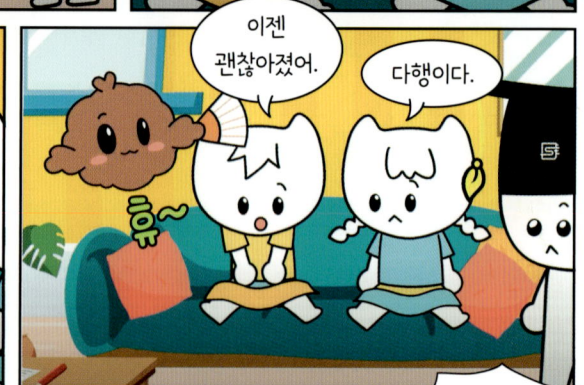
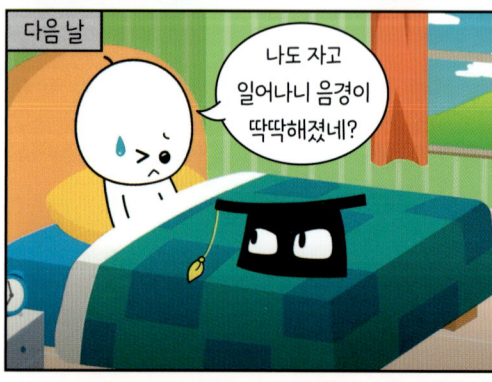
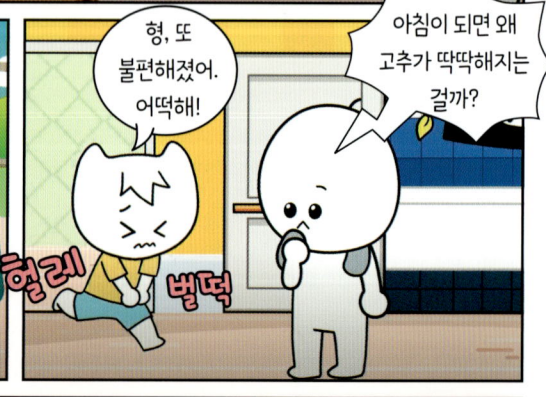

 난 걷거나 오줌을 눌 때도 음경이 딱딱해지는데, 어디 아픈 건 아니겠지?

당황하거나 창피할 때 얼굴이 빨개지는 것처럼 무슨 이유가 있지 않을까?

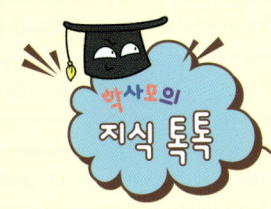

음경이 딱딱해지는 현상, 발기

아침마다 음경이 크고 딱딱해져 놀란 적 있니? 버스 안이나 학교에서 아무 이유 없이 음경이 단단해질 때도 있었을 거야. 왜 이런 일이 일어나는지 알아보자.

음경은 왜 딱딱해질까?

음경 안쪽은 구멍이 뚫린 스펀지처럼 생겼어. 그 안에는 피가 드나드는 혈관이 모여 있지. 갑자기 혈관에 피가 가득 차게 되면 음경이 커지고, 딱딱해져. 이것을 '발기'라고 해. 잠잘 때는 몸의 긴장이 풀려서 음경에 피가 잘 모여. 그래서 발기가 일어나기 쉬운 거야.

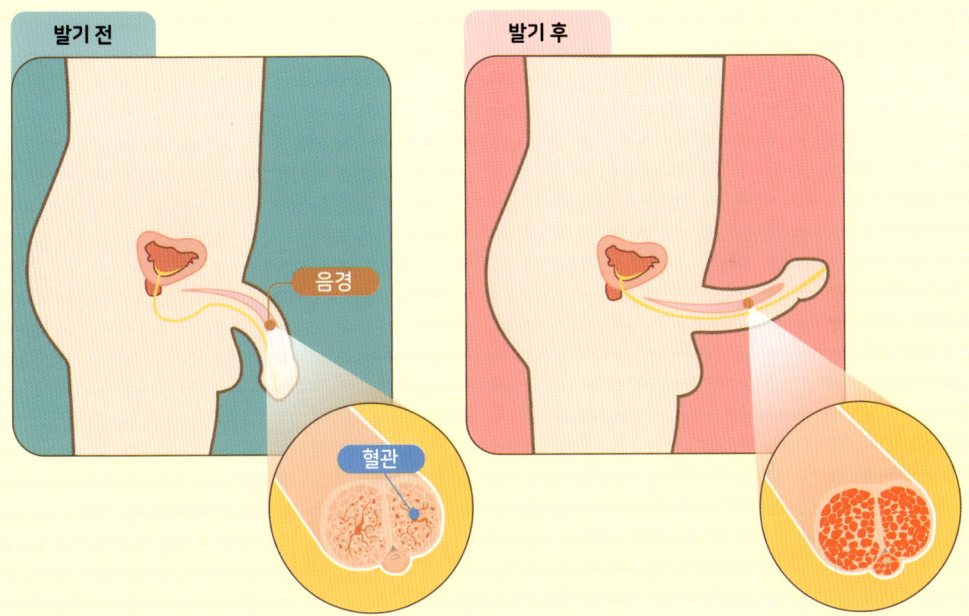

발기는 남자에게만 일어날까?

여자도 피의 움직임에 따라 크기가 달라지는 곳이 있어. 음순 안쪽에 있는 '음핵'은 음경과 구조가 같아서 피가 드나들 때마다 커졌다 작아졌다 하지. 발기는 엄마 배 속에 있을 때부터 시작되기도 해. 발기가 된다는 건 건강하다는 증거야.

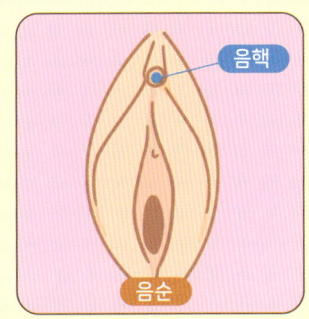

🟠 공공장소에서 발기가 되면 어떻게 해야 할까?

발기는 오줌이 마렵거나, 물건이 음경에 닿을 때, 무섭거나 자극적인 사진을 봤을 때 등 아무 때나 일어나. 그만큼 자연스러운 현상이지. 하지만 공공장소에서 발기가 된다면 난처하겠지? 그럴 때는 가방, 옷으로 앞을 가리거나 다리를 꼬고 앉으면 도움이 될 거야. 몸에 힘을 빼고 천천히 숨을 들이마셔도 발기를 가라앉힐 수 있어.

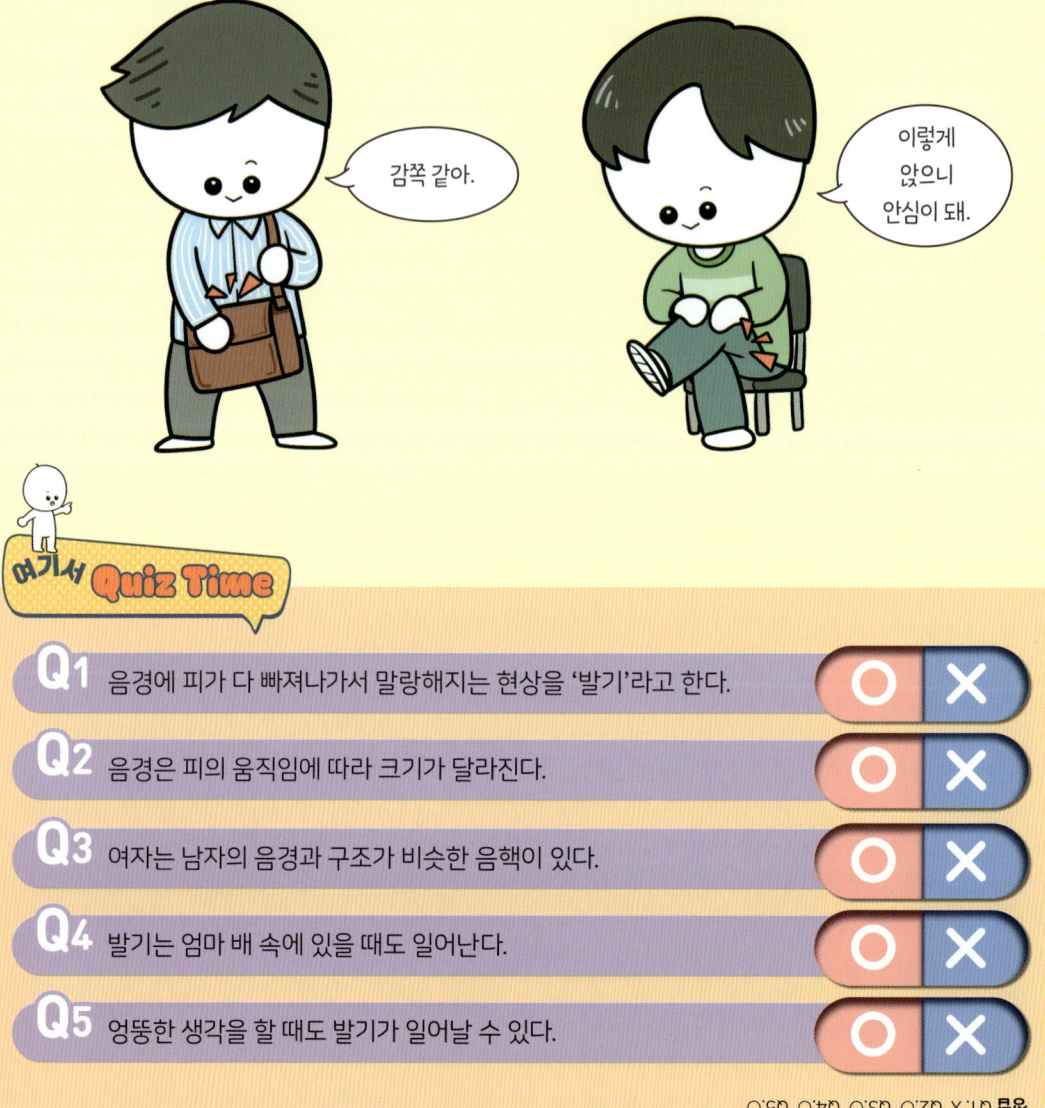

여기서 Quiz Time

Q1 음경에 피가 다 빠져나가서 말랑해지는 현상을 '발기'라고 한다. O / X

Q2 음경은 피의 움직임에 따라 크기가 달라진다. O / X

Q3 여자는 남자의 음경과 구조가 비슷한 음핵이 있다. O / X

Q4 발기는 엄마 배 속에 있을 때도 일어난다. O / X

Q5 엉뚱한 생각을 할 때도 발기가 일어날 수 있다. O / X

정답 Q1.X, Q2.O, Q3.O, Q4.O, Q5.O

사춘기 남자의 사정과 몽정

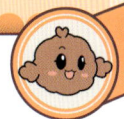 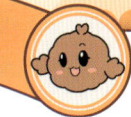

남자는 사춘기가 되면 정자를 만들 수 있어. 정자는 몸 밖으로 나오기 전에 몸속의 다른 것들과 섞여 하얗고 끈적이는 '정액'으로 변하지. **정액이 음경을 통해 몸 밖으로 나오는 현상을** '사정'이라고 해. 보통 사정은 발기가 된 다음에 일어나며, 13~15세에 처음 경험하는 경우가 많아.

잠을 자는 동안 사정한 것은 '몽정'이라고 불러. 자고 일어났는데 팬티가 축축하게 젖어 있다면 몽정을 한 거야. 몽정을 할 때 부끄러운 느낌이 드는 꿈을 꿀 수도 있지만, 남자라면 누구나 경험하는 자연스러운 일이기 때문에 감추거나 창피해할 필요 없어. 남자의 몽정은 여자의 월경처럼 아기를 만들 수 있는 몸이 되었다는 신호야. **어린이에서 어른으로 멋지게 자라고 있다는** 뜻이니 축하해 주자.

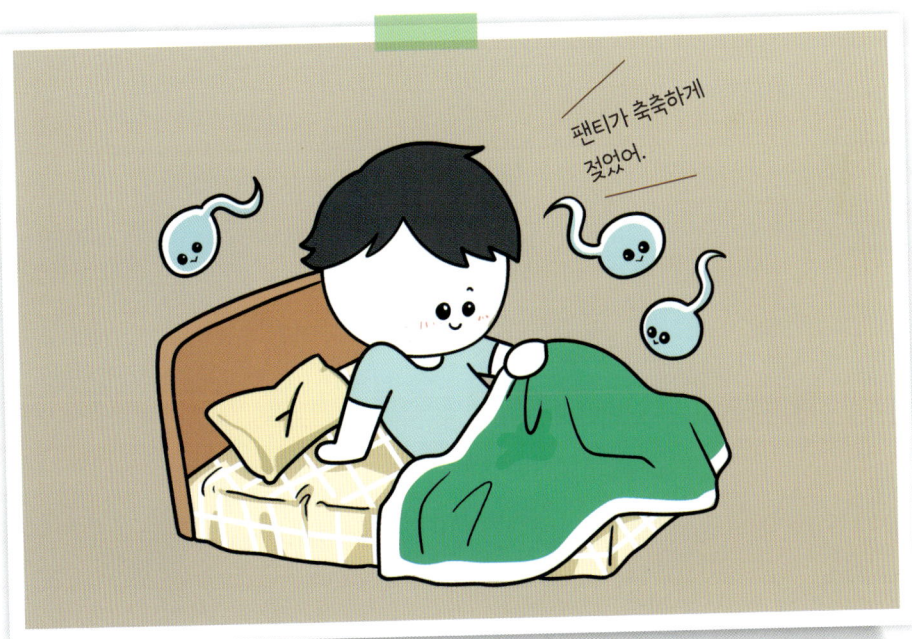

팬티가 축축하게 젖었어.

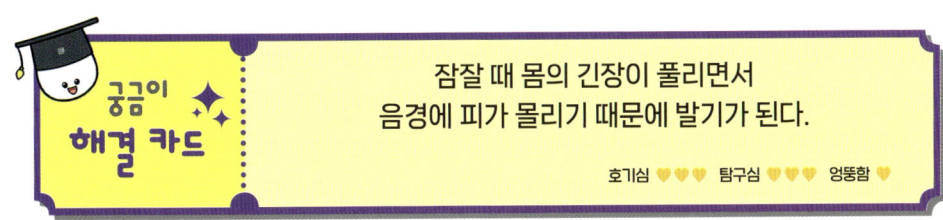

궁금이 해결 카드

잠잘 때 몸의 긴장이 풀리면서 음경에 피가 몰리기 때문에 발기가 된다.

호기심 ♥♥♥　탐구심 ♥♥♥　엉뚱함 ♥

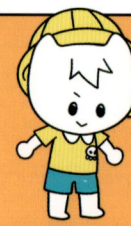

#성기의감각 #자위

성기를 만지면 왜 기분이 이상해질까?

다리 사이로 손을 넣었는데…

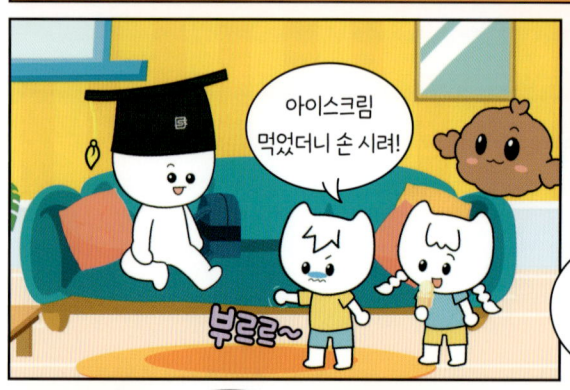
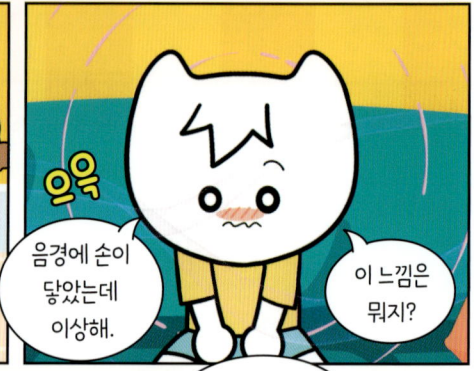
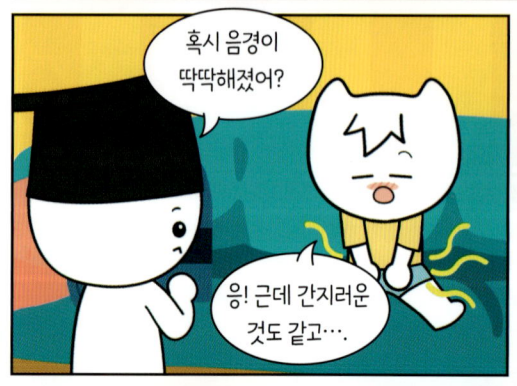
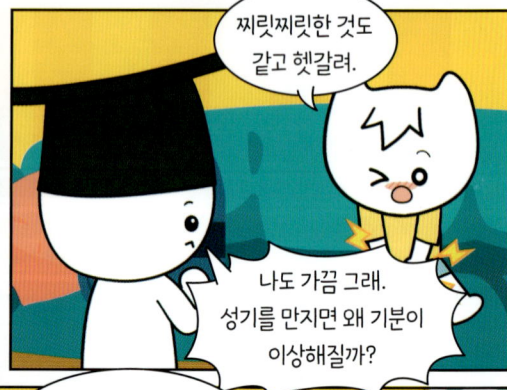
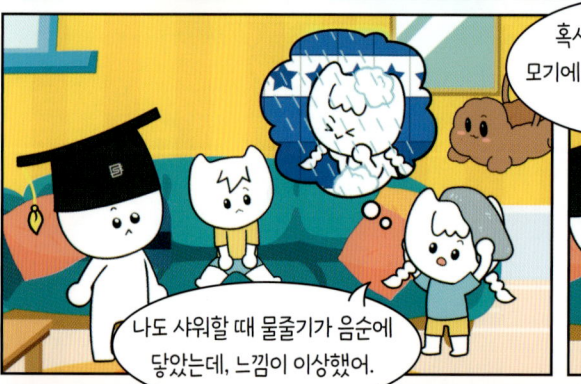
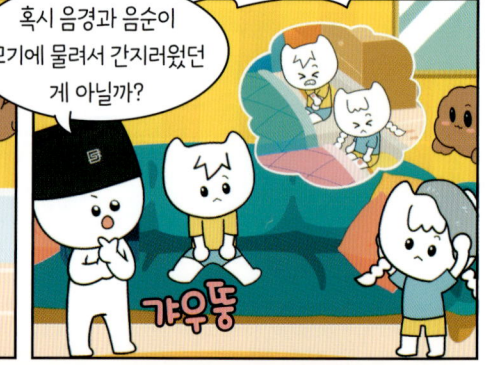

 자다가 인형이 음순 주위를 스칠 때도 기분이 이상했어.

얼굴이나 배를 만질 때와 느낌이 달라. 성기 피부만 다른 걸까?

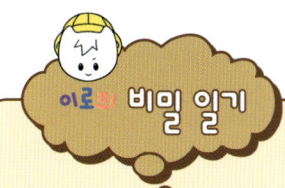

제목: **이상하고 찌릿한 나만의 비밀**

날씨가 너무 더워서 아이스크림을 먹었다. 아이스크림을 잡느라 차가워진 손을 따뜻하게 녹이려고 다리 사이에 손을 가져다 댔다. 그러자 음경이 **간지럽고,** 찌릿하고, 움찔거리더니 결국 딱딱해졌다!

알고 보니 성기는 아주 작은 자극에도 반응하고, 피가 드나드는 것까지 느낄 수 있을 정도로 **예민한** 곳이었다. 그래서 몸의 다른 부분을 만질 때와 달리 특별한 감각을 느낀 거였다.

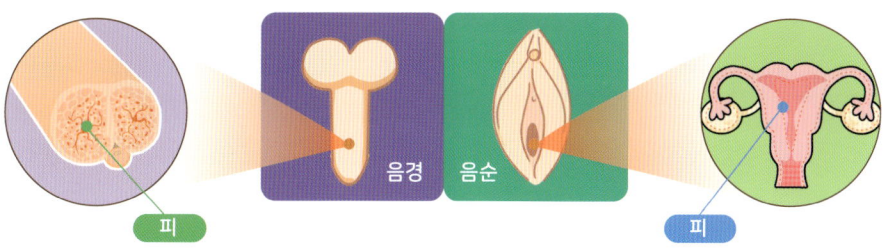

코코는 스스로 성기에 자극을 주어 기분을 좋게 만드는 행동을 '자위'라고 알려 주었다. 자위는 남자, 여자 누구나 할 수 있지만, 반드시 지켜야 할 예절이 있다고 했다.

첫째, 성기의 피부는 약해서 상처가 나기 쉽고, 더러운 손으로 만지면 세균이 몸속으로 들어올 수 있어서 손을 깨끗하게 씻고 만져야 한다.

둘째, 자위는 다른 사람에게 말하거나 보여 주지 않는다. 내 방, 화장실같이 안전한 장소에서 혼자 있을 때만 해야 한다.

셋째, 자위는 내 몸을 만지는 행동이기 때문에 지나치게 많이 하면 오히려 건강을 해칠 수 있다.

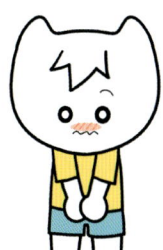

사실 자기 전에 이불 속에서 음경을 몰래 만진 적도 있었는데, 궁이 형이나 이오가 나타날까 봐 불안했다. 앞으로는 소중한 내 몸을 더 **아껴 줘야지.**

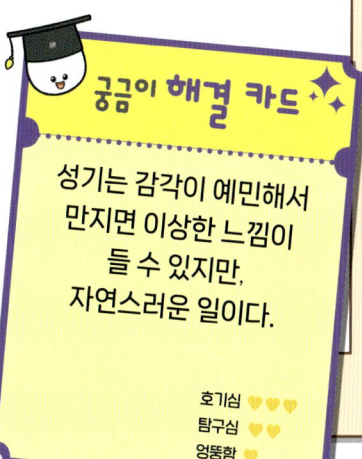

궁금이 해결 카드

성기는 감각이 예민해서 만지면 이상한 느낌이 들 수 있지만, 자연스러운 일이다.

호기심 ♥♥♥
탐구심 ♥♥
엉뚱함 ♥

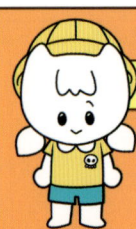

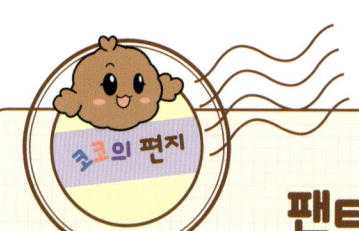

팬티를 입어야 하는 이유

이로에게

아까 옷을 빨리 갈아입고 싶은 마음에 팬티는 휙 던져 버리고, 바지만 입었지? 바지를 입는데 팬티는 굳이 왜 입냐고 투덜댔고? 친절한 내가 알려 줄게. 그 이유는 바로 너의 안전과 상관있어.

사람의 피부는 부드러워서 긁히거나 쓸리기 쉬워. 그래서 외부 자극이나 충격으로부터 보호하기 위해 옷을 입는 거야. 성기 주변의 피부는 특히 약해서 다른 물체가 피부에 닿으면 더 아플 수밖에 없어. 만약 팬티를 입지 않고 놀이공원에 갔는데 바지 안으로 모래가 들어왔다고 생각해 봐. 꺼끌꺼끌하고 불편하겠지?

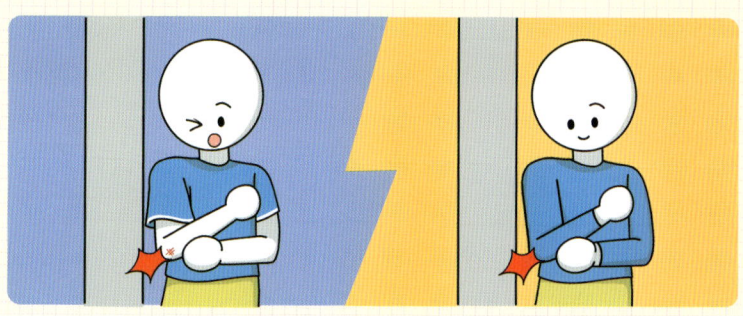

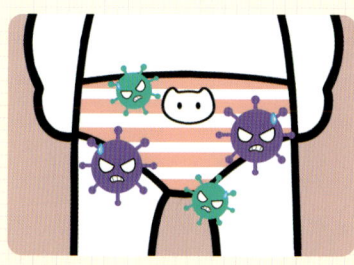

또 성기에 세균이 들어가면 병에 걸릴 수 있어. 성기는 소중한 곳이기 때문에 팬티를 입어서 지키는 거야. 하나 더! 남자와 여자는 모두 속옷을 입지. 남자는 주로 성기를 가리고, 여자는 성기와 가슴을 보호해.

혹시나 해서 하는 말인데, 팬티를 다섯 장이나 껴입을 필요는 없어. 한 장이면 충분하거든. 다른 사람의 속옷을 보거나 만지면 안 된다는 사실도 기억하자.

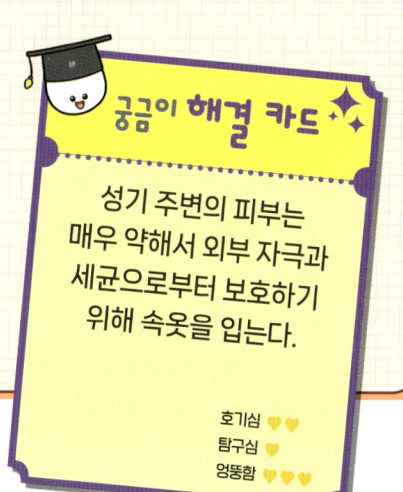

궁금이 해결 카드

성기 주변의 피부는 매우 약해서 외부 자극과 세균으로부터 보호하기 위해 속옷을 입는다.

호기심 ♥♥
탐구심 ♥
엉뚱함 ♥♥♥

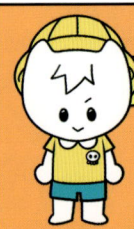

비상 상황! 오줌 터지기 3초 전

여자도 서서 오줌을 눌 수 있을까? #성기의 구조 #소변 누는 자세

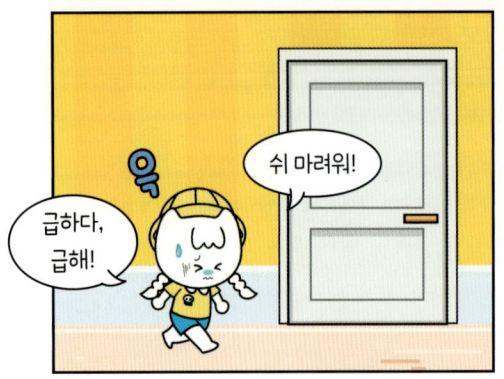

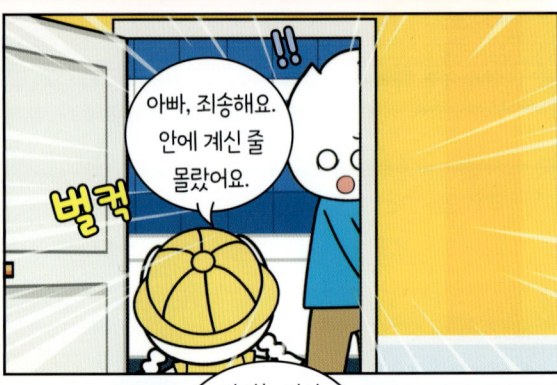

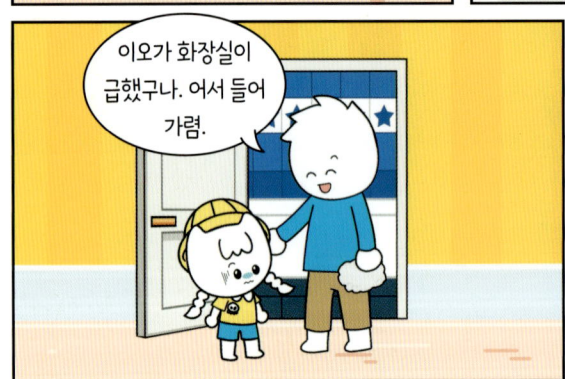

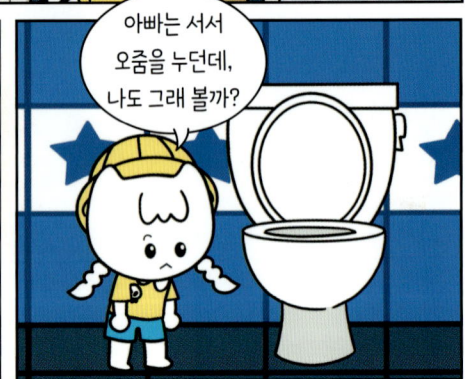

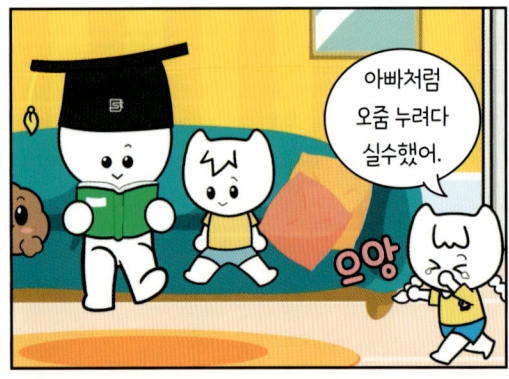

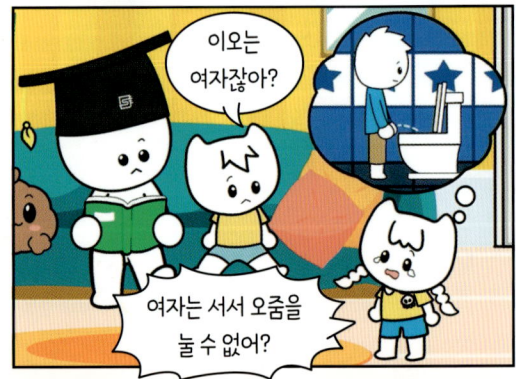

 누구나 변기에 앉아 똥을 누는 것처럼 오줌도 똑같지 않을까?
남자 화장실에는 서서 오줌을 눌 수 있는 변기가 따로 있는데, 여자 화장실은 다르잖아?

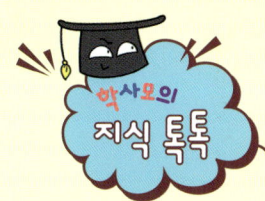

소변 누는 자세가 다른 이유

학교나 공원에서 공중화장실을 이용해 본 적 있지? 성별에 따라 화장실의 모습이 다르다는 사실도 아니? 남자 화장실에는 서서 오줌을 눌 수 있는 소변기가 있지만, 여자 화장실에는 없어. 대체 누가 오줌 누는 자세를 정한 걸까? 비밀은 요도의 길이와 위치에 있어.

남자

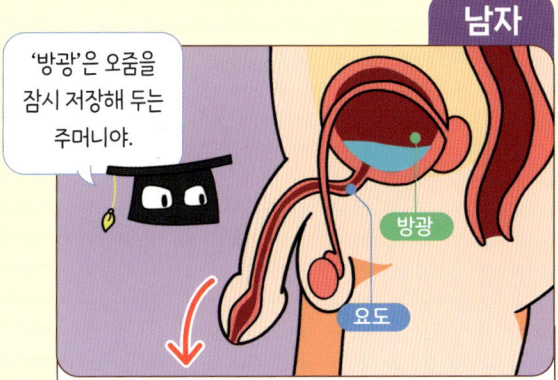

'방광'은 오줌을 잠시 저장해 두는 주머니야.

남자의 요도는 길고, 밖으로 나와 있다!

남자는 서서 오줌을 눠도 앞으로 길게 뿜어 나와서 몸에 묻지 않아. 그래서 남자는 주로 서서 오줌을 누지. 각자 편한 자세로 오줌을 누어도 상관없어.

여자

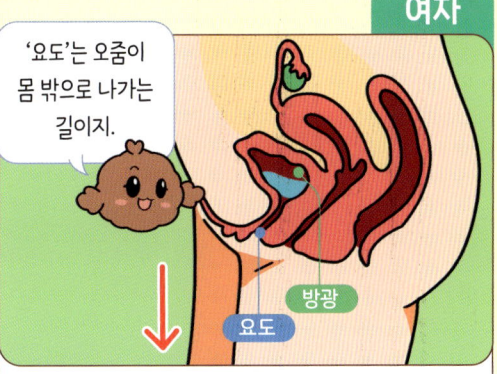

'요도'는 오줌이 몸 밖으로 나가는 길이지.

여자의 요도는 짧고, 몸 안쪽에 있다!

여자는 서서 오줌을 누면 아래로 흘러서 몸에 묻게 돼. 그래서 여자는 앉아서 오줌을 누는 게 편하지. 남자 화장실에 있는 소변기가 필요 없는 이유야.

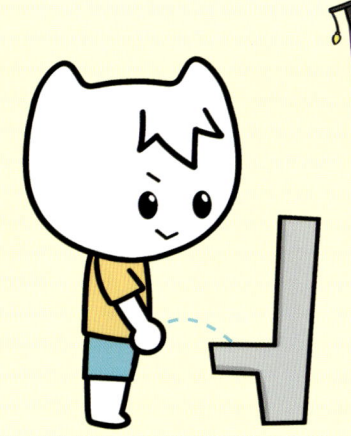

궁금이 해결 카드

여자는 요도가 몸 안에 있어 서서 소변을 누면 몸에 묻기가 쉽다. 그래서 앉아서 소변 누는 자세가 더 편하다.

호기심 ♥♥
탐구심 ♥♥
엉뚱함 ♥♥♥

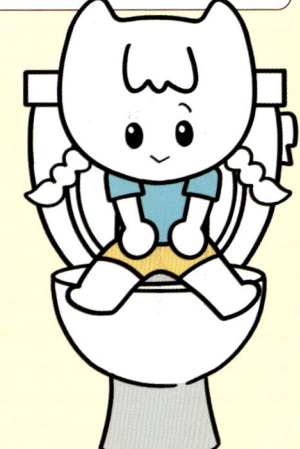

Part 2.

엄마, 아빠의 사랑의 결실로 태어난 너!
아기가 어떻게 만들어지고, 태어나는지를 알게 되면
네가 얼마나 소중한 존재인지 깨닫게 될 거야.

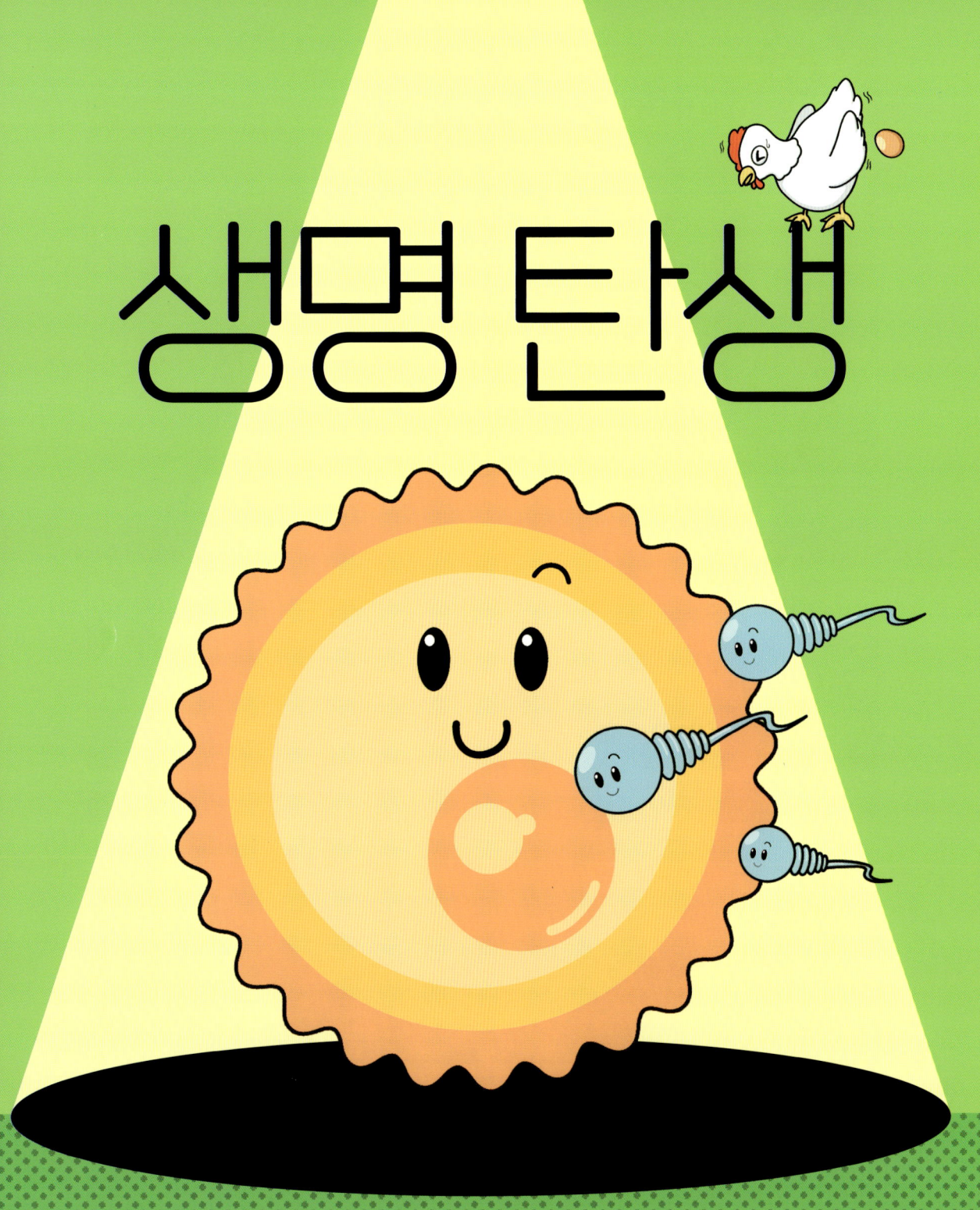

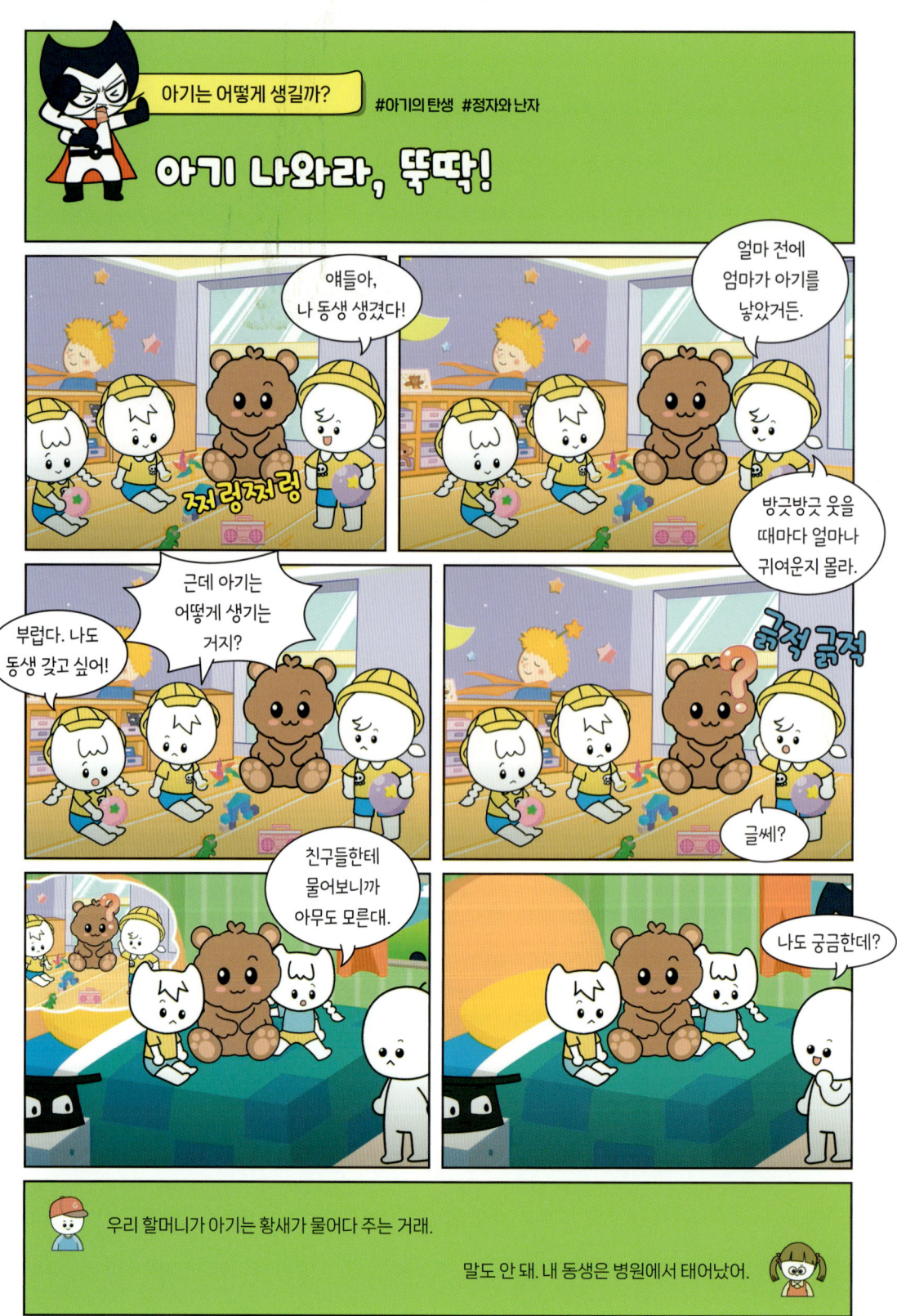

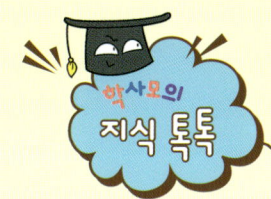
아기를 만들기 위한 준비

아기가 생기기 위해선 정자와 난자가 필요해. 정자, 난자 혼자선 아무것도 할 수 없지만 둘이 만나면 새로운 생명을 만들 수 있지. 정자와 난자는 각각 남자, 여자 몸속에 있어.

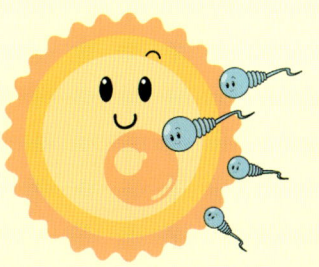

정자는 무엇일까?

정자는 남자 몸의 '고환'에서 만들어져. 이곳에서 매일 수많은 정자들이 생기고, 요도를 통해 밖으로 나와.

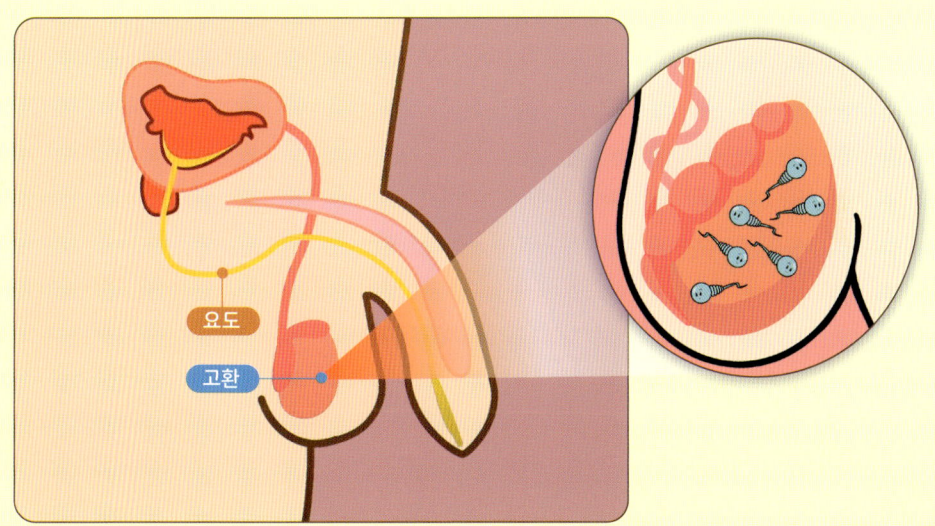

정자는 머리, 중간부, 꼬리로 이루어져 있어. 머리 안에는 머리 색깔, 코 모양, 목소리 등 아빠의 정보가 들어 있지. 중간부에서는 꼬리가 움직이는 데 필요한 에너지를 만들어. 꼬리는 난자를 만날 수 있도록 움직이지.

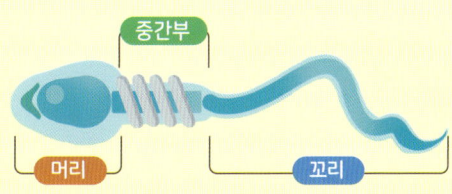

💬 난자는 무엇일까?

난자는 여자 몸의 '난소'에서 만들어져. 난소는 자궁 양쪽에 두 개가 있어서 사춘기가 되면 한 달에 하나씩 번갈아 가며 난자를 내보내지.

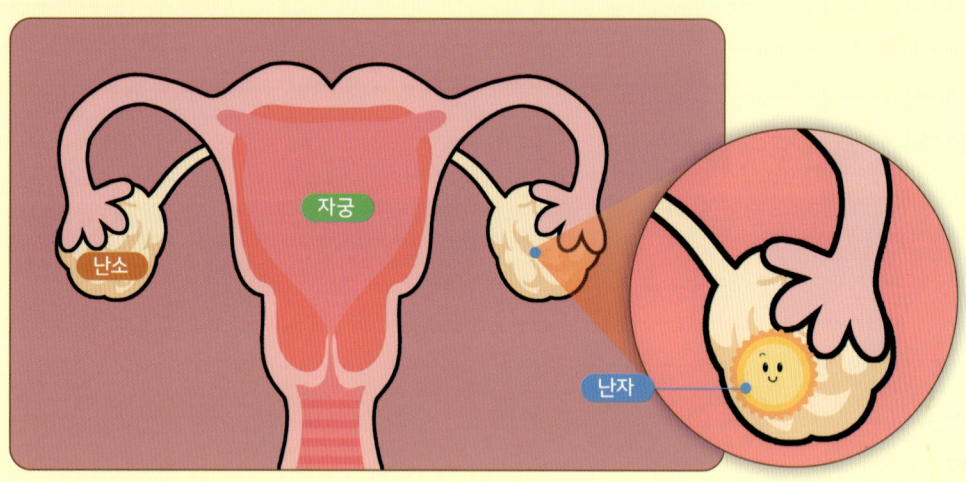

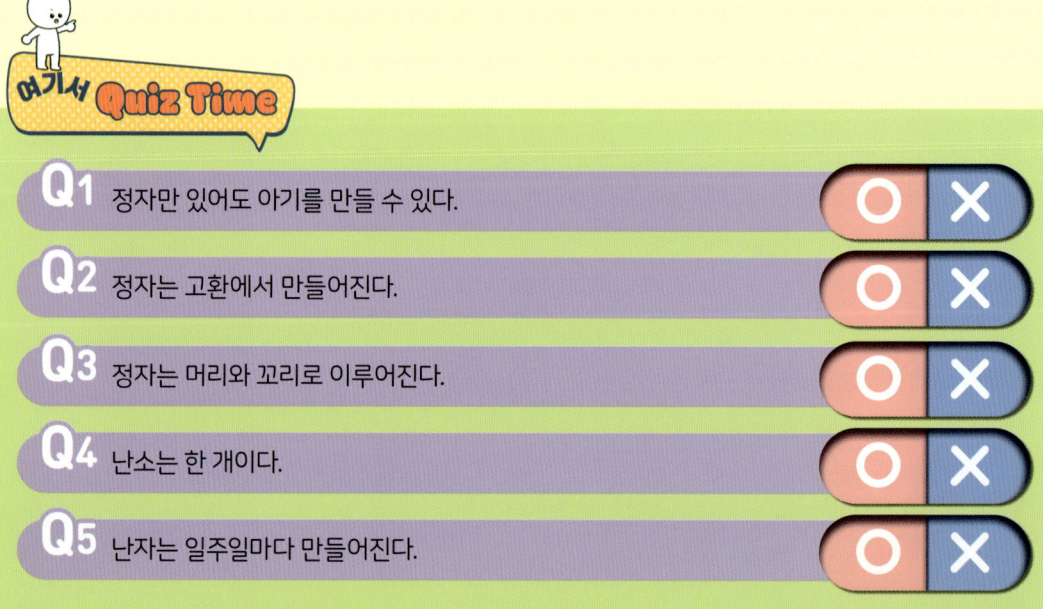

Q1 정자만 있어도 아기를 만들 수 있다.	O X
Q2 정자는 고환에서 만들어진다.	O X
Q3 정자는 머리와 꼬리로 이루어진다.	O X
Q4 난소는 한 개이다.	O X
Q5 난자는 일주일마다 만들어진다.	O X

정답 Q1.X, Q2.O, Q3.X, Q4.X, Q5.X

정자와 난자 비교

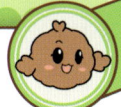
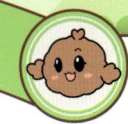

	정자	난자
크기	난자보다 작음	영양분을 많이 가지고 있어서 정자보다 약 20배 큼
운동 능력	스스로 운동하는 능력이 있음 (중간부에서 운동에 필요한 에너지를 주면 꼬리를 움직여서 난자 쪽으로 이동함)	거의 움직이지 않음
관리법	몸의 온도보다 2~3도 낮은 시원한 환경이 적절함 → 남자는 꽉 끼는 속옷, 바지보다 면으로 된 헐렁한 속옷, 공기가 잘 통하는 바지를 입는 것이 좋음	몸의 온도와 비슷한 환경이 적절함 → 여자는 차가운 곳에 앉거나 맨살을 드러낸 채 오래 있으면 몸의 온도가 낮아져 건강에 좋지 않으므로 몸을 따뜻하게 보호하는 옷을 입는 것이 좋음

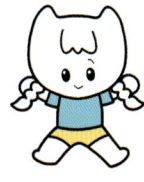
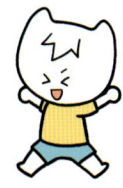

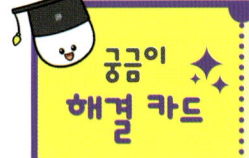

아기는 남자 몸에서 만들어지는 정자와
여자 몸에서 만들어지는 난자가 만나 생긴다.

호기심 ♥♥♥   탐구심 ♥♥♥   엉뚱함 ♥

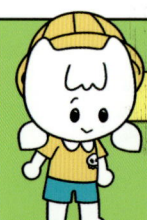 아기는 어떻게 엄마 배 속에 들어갔을까? #수정 #임신

사랑의 결실을 만나는 길은 멀고도 험해!

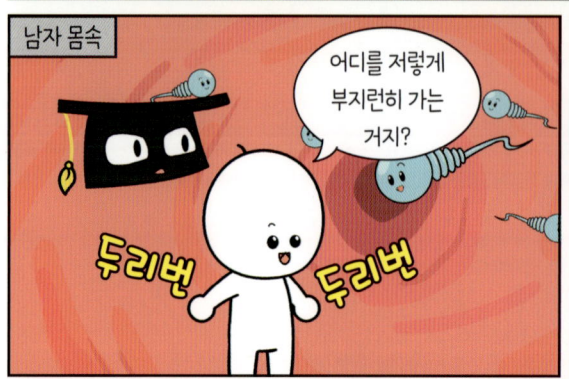

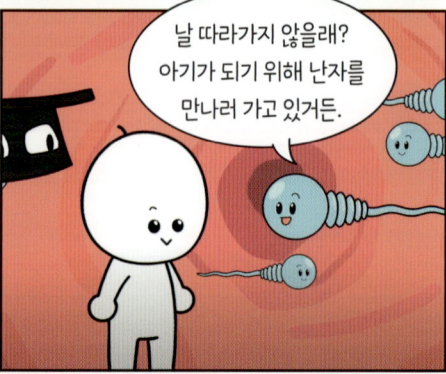

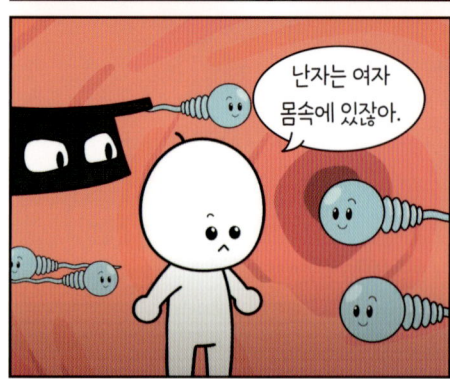

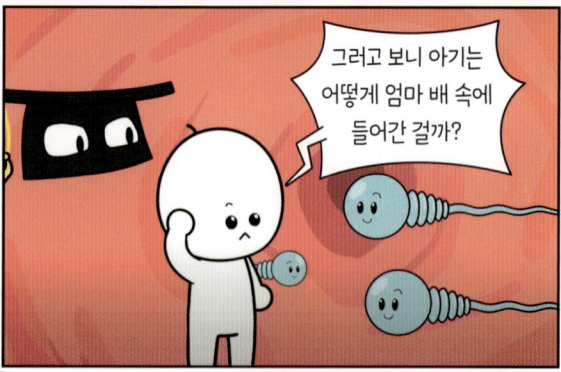

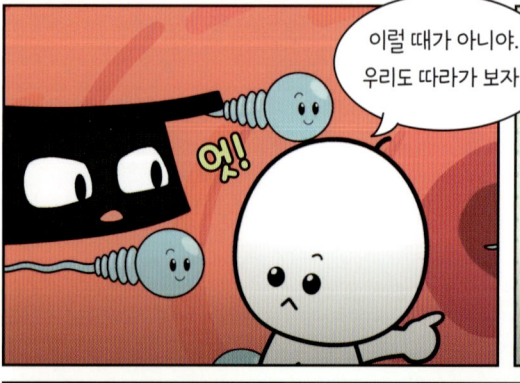

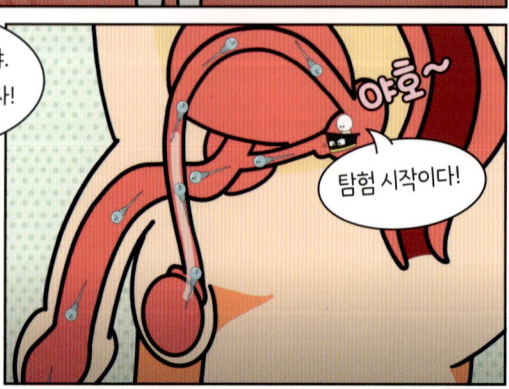

 음식을 삼키는 것처럼 입에 뭔가를 넣은 걸까?

동생을 가졌을 때 점점 부풀었던 엄마 배를 떠올리면 배 속에서 만들어지는 것 같아.

정자의 '수정' 성공기

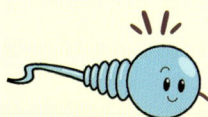

안녕? 난 정자야. 아빠, 엄마가 사랑을 나눌 때 엄마 몸속으로 들어왔어. 이제 난자를 만나러 갈 건데 궁금하다면 얼른 따라와.

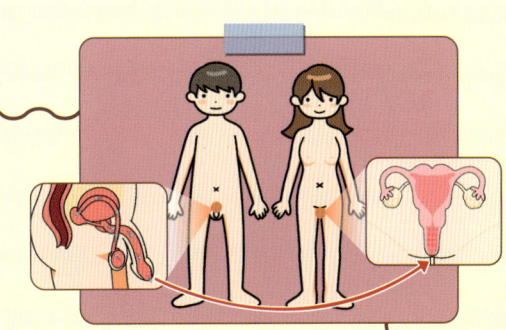

엄마 몸에 들어가면 먼저 질을 통과해야 해. 질은 자궁으로 향하는 길 같은 거지. 질의 끝 쪽에 자궁문이 있는데, 이곳을 지나야 자궁 안으로 들어갈 수 있어. **영차, 휴~** 겨우 자궁문을 지났어. 아직 끝이 아니야. 저기 보이는 수란관까지 가야 하거든. 수란관에서 난자와 만나기로 약속했어.

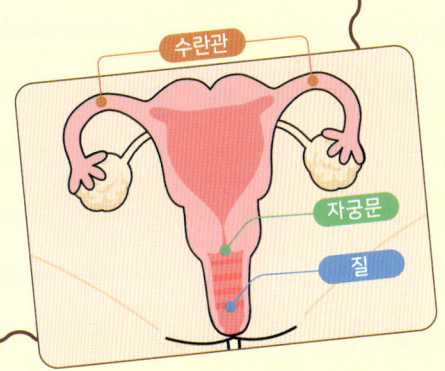

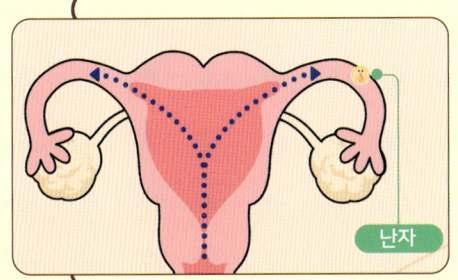

잠깐! 그 전에 굉장히 어렵고도 중요한 선택을 해야 해. 수란관이 양쪽에 있어서 어디로 갈지 정해야 하거든. 문제는 난자가 어디에 있는지 알 수 없다는 거야. 기회는 딱 한 번뿐. 결정했어! 난 오른쪽으로 갈래.

우아, 성공이야. 하지만 꾸물거릴 시간이 없어. 벌써 많은 정자들이 난자 주위에 모여 있잖아. 이 중에서 단 하나의 정자만이 난자 벽을 뚫고 안으로 들어갈 수 있어. 이것을 '수정'이라고 해. 반대편 수란관으로 갔거나 난자 벽을 뚫지 못한 정자들은 모두 죽어. 슬프지만 어쩔 수 없어. 그러니 서둘러야겠지?

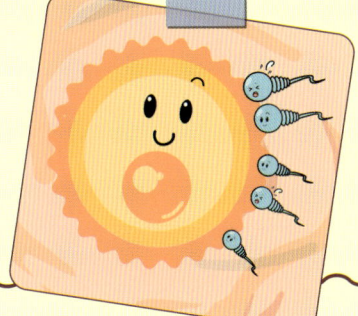

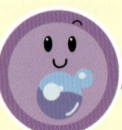

짜잔~ 내가 누군지 맞혀 봐. 난 정자와 난자가 만나서 만들어진 **수정란이야**. 지금부터 일주일 동안 수란관을 타고 자궁으로 내려갈 거야.

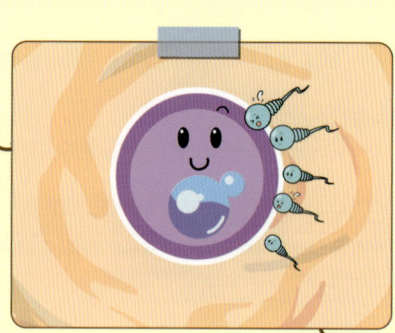

드디어 자궁벽에 도착했어. 이제부터 자궁벽에 꼭 붙어 있을 거야. 자궁벽에 잘 붙지 못하면 아기로 자랄 수 없거든. 내가 자궁에 자리를 잡는 과정이 바로 '임신'이야. 내가 커질수록 엄마 배도 점점 부풀어 오르지. 그럼 9개월 뒤에 건강한 모습으로 다시 만나!

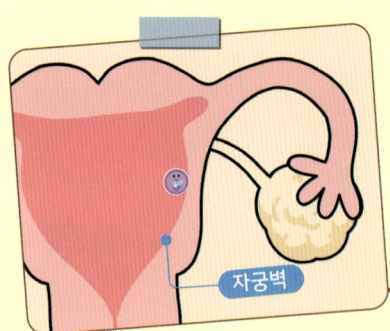

자궁벽

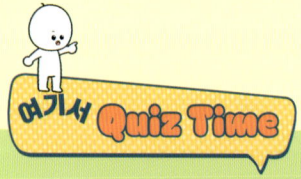

Q1 모든 정자는 난자와 만날 수 있다. O X

Q2 정자가 다른 정자와 만나는 과정을 '수정'이라고 한다. O X

Q3 정자와 난자가 만나면 수정란이 된다. O X

Q4 수정란은 수란관에 자리를 잡고 아기로 자란다. O X

Q5 아기는 일 년 동안 엄마 배 속에 있다가 밖으로 나온다. O X

정답 Q1.X Q2.X Q3.O Q4.X Q5.X

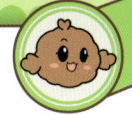 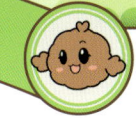

정자와 난자가 만나는 방법

남자의 고환에서 만들어진 정자와 여자의 난소에 있는 난자는 어떻게 만날까? 친한 친구와 악수, 포옹을 하는 것처럼 남자와 여자가 가까워지면 몸으로 사랑을 표현하기도 해. 이것을 '성관계'라고 하지. 성관계를 통해 아기를 만들 수 있고, 서로의 관계가 돈독해지기도 한단다. **성관계를 하면** 남자의 음경이 여자의 질 안으로 들어가. 이 과정에서 정자가 난자를 만나고 점차 아기로 성장해.

아기를 갖는 것은 특별하고 중요한 일이야. **부모가 되는 것** 또한 사랑과 책임이 필요하지. 엄마, 아빠가 되려면 가정을 유지하고 아기의 인생을 책임질 수 있어야 하거든. 그래서 아기를 키울 준비가 됐을 때, 부모가 되어야 해.

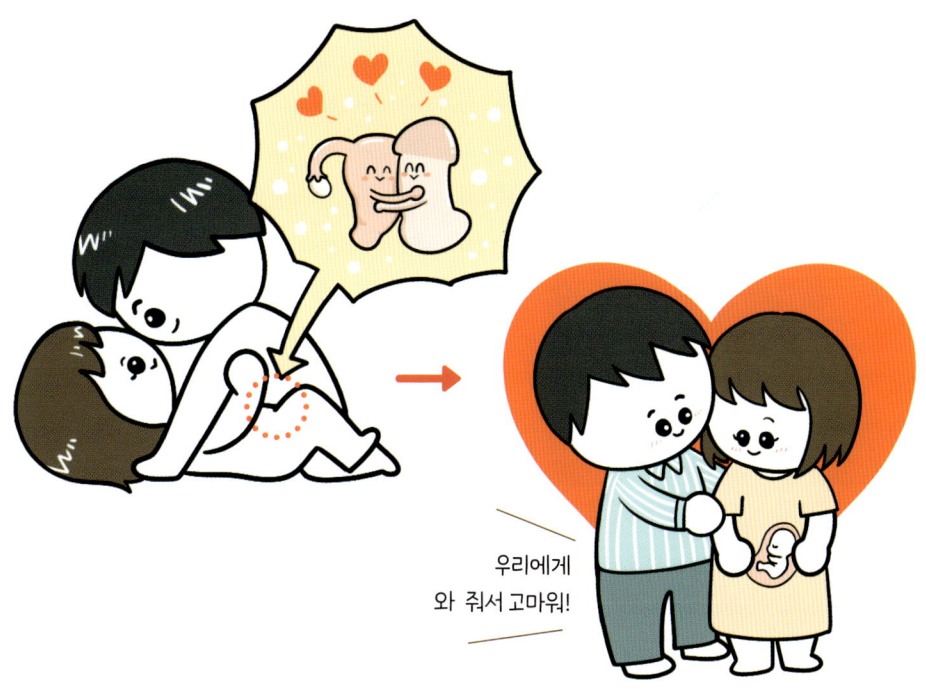

우리에게 와 줘서 고마워!

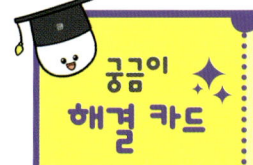

정자와 난자는 엄마 몸속에서 만나 수정란이 되고,
자궁에서 아기로 자란다.

호기심 ♥♥♥   탐구심 ♥♥♥   엉뚱함 ♥♥♥

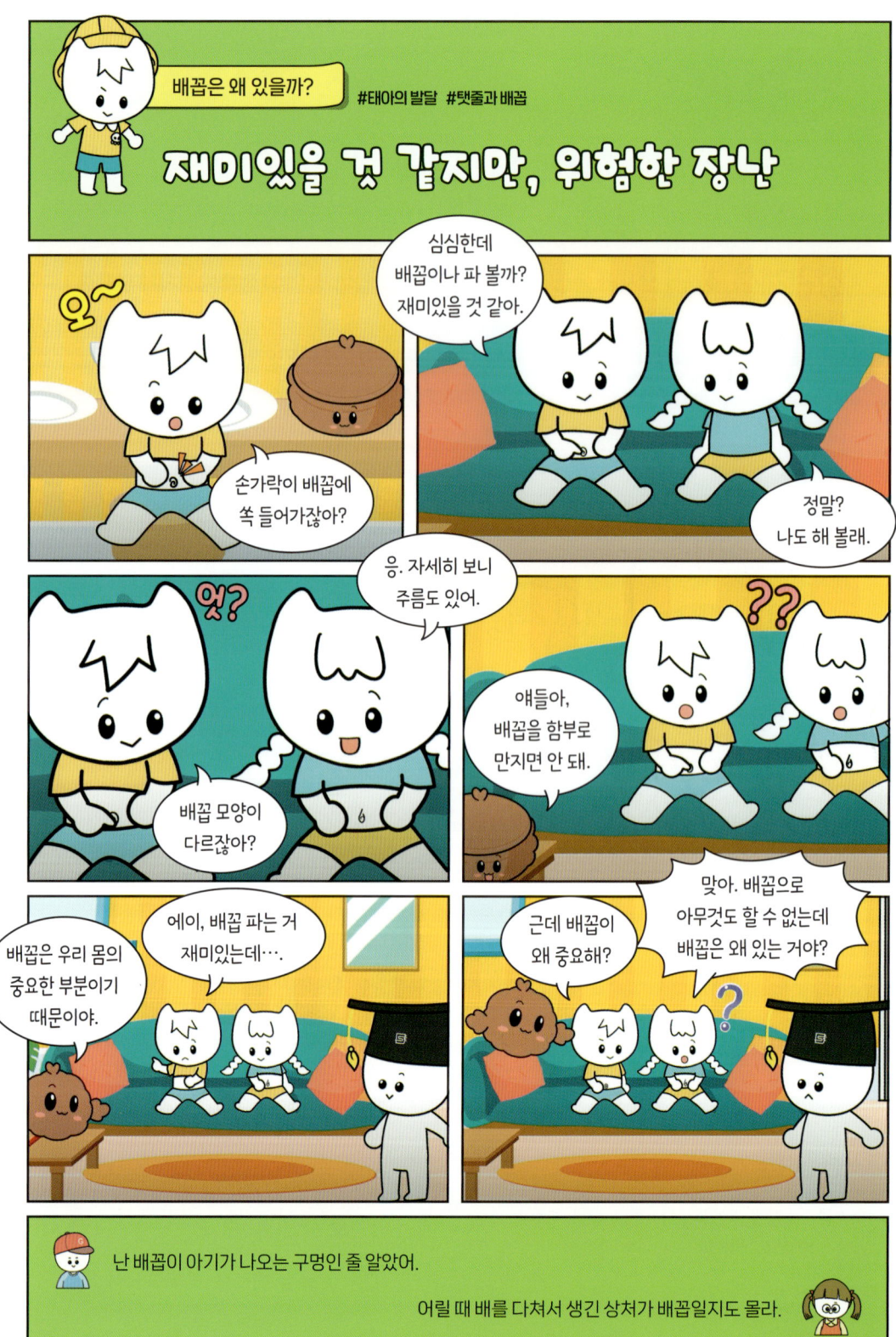

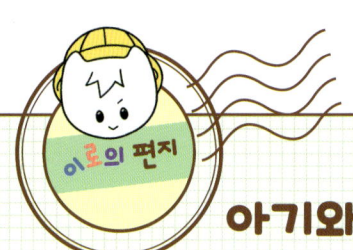

아기와 엄마의 연결 고리, 배꼽

배꼽에게

먼저 사과부터 할게. 아무것도 하는 일이 없다고, 중요하지 않다고 해서 미안해. 내가 엄마 배 속에서 무럭무럭 자랄 수 있었던 게 다 네 덕분이라는 사실을 이제야 알았어. 엄마 배 속에 있는 아기와 엄마의 혈관은 탯줄로 연결된다면서?

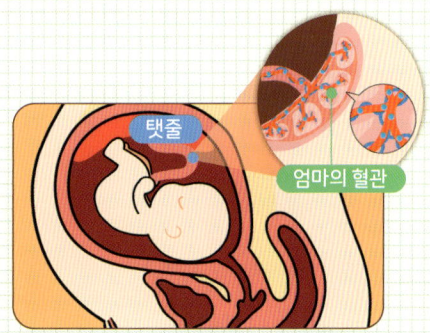

그래서 엄마의 영양분이나 산소를 전달받고, 아기 몸에서 나오는 찌꺼기도 탯줄로 내보낸대. 엄마 배 속의 아기는 혼자 숨을 쉬거나 밥을 먹을 수 없으니까 말이야.

하지만 아기가 태어나고 나면 스스로 숨을 쉬고 음식을 먹어야 해서 더 이상 탯줄은 필요 없지. 이때 탯줄은 잘라 내고, 끝부분을 묶어서 일주일쯤 지나면 배에 남은 탯줄도 저절로 떨어져 나가. 그 자리에 남은 흔적이 바로 배꼽, 너지!

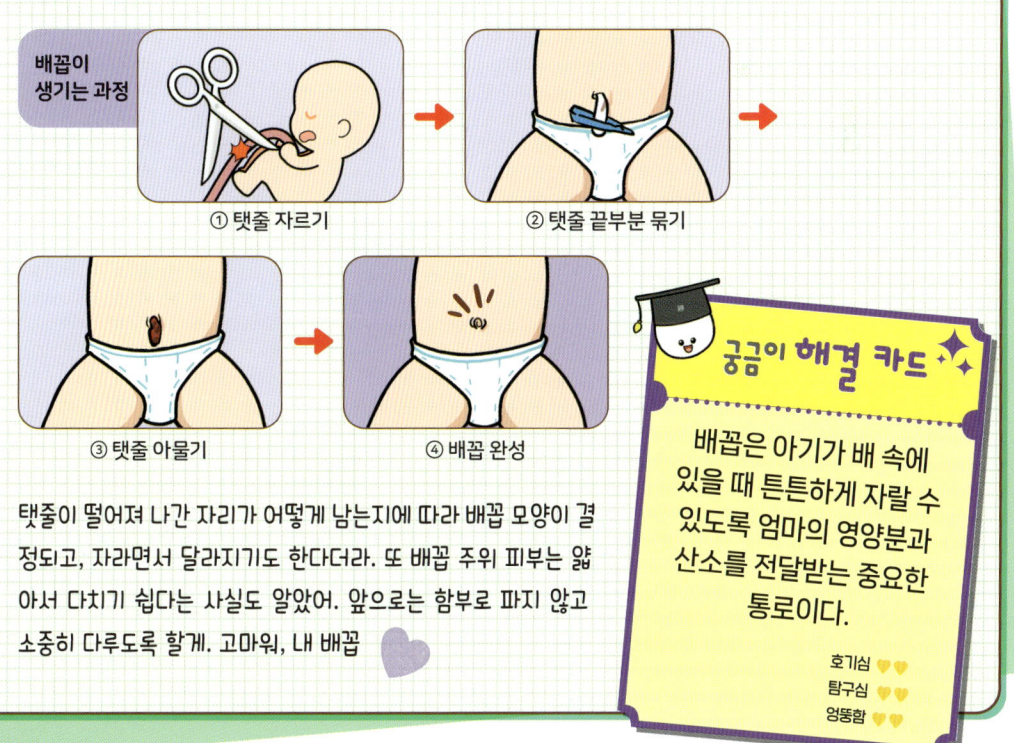

배꼽이 생기는 과정
① 탯줄 자르기
② 탯줄 끝부분 묶기
③ 탯줄 아물기
④ 배꼽 완성

탯줄이 떨어져 나간 자리가 어떻게 남는지에 따라 배꼽 모양이 결정되고, 자라면서 달라지기도 한다더라. 또 배꼽 주위 피부는 얇아서 다치기 쉽다는 사실도 알았어. 앞으로는 함부로 파지 않고 소중히 다루도록 할게. 고마워, 내 배꼽 ♥

궁금이 해결 카드

배꼽은 아기가 배 속에 있을 때 튼튼하게 자랄 수 있도록 엄마의 영양분과 산소를 전달받는 중요한 통로이다.

호기심 ♥♥
탐구심 ♥♥
엉뚱함 ♥♥

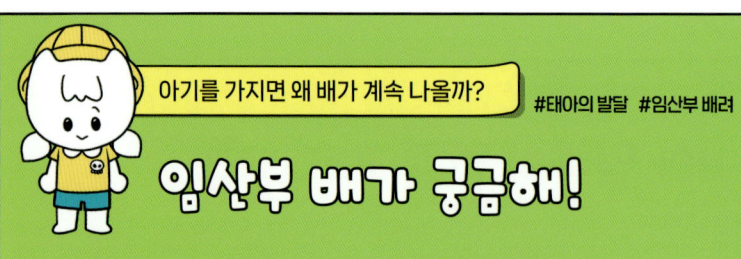

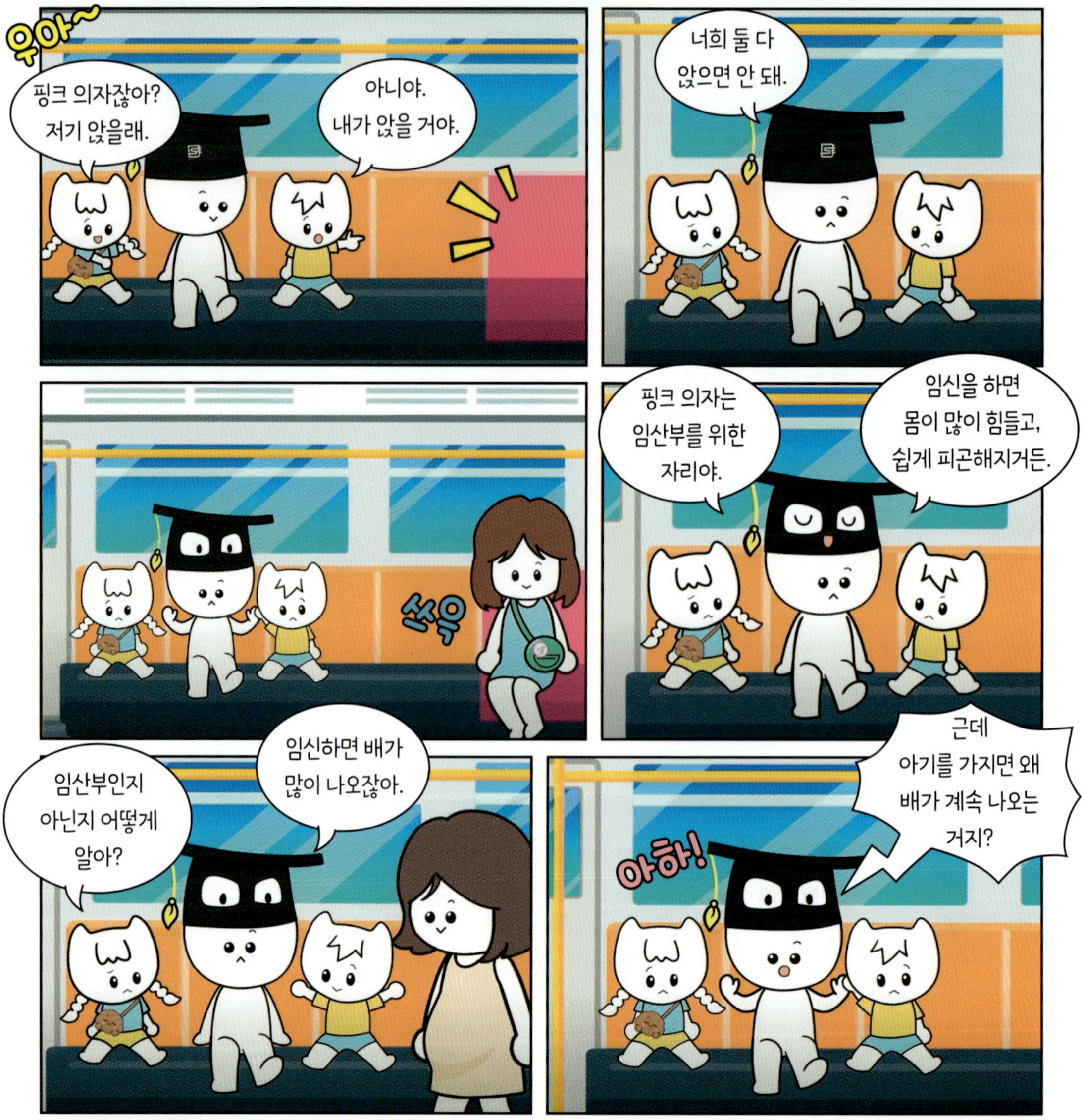

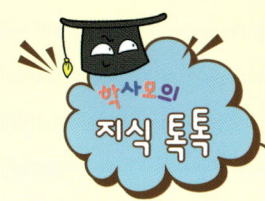 # 태아가 자라는 집, 자궁

정자와 난자가 만나 생긴 수정란이 자궁에서 태아*로 성장한다는 사실, 기억하지? 임신 기간 동안 아기가 점점 자라는 만큼 엄마의 몸도 변해.

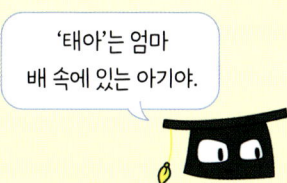
'태아'는 엄마 배 속에 있는 아기야.

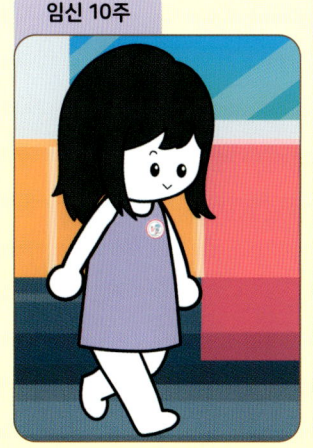
임신 10주

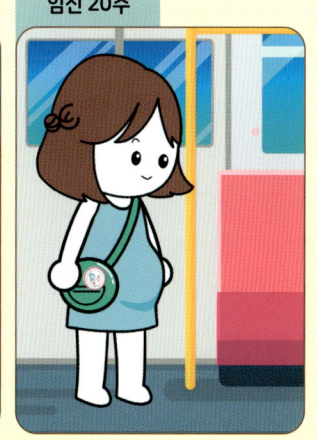
임신 20주

자궁은 어떻게 변할까?

자궁은 따뜻하고 안전한 곳이야. 평소에는 주먹만 한 크기였다가 임신이 되면 아기를 키우기 위해 커져. 이때, 자궁벽이 두껍고 튼튼해지면서 태아를 보호하지.

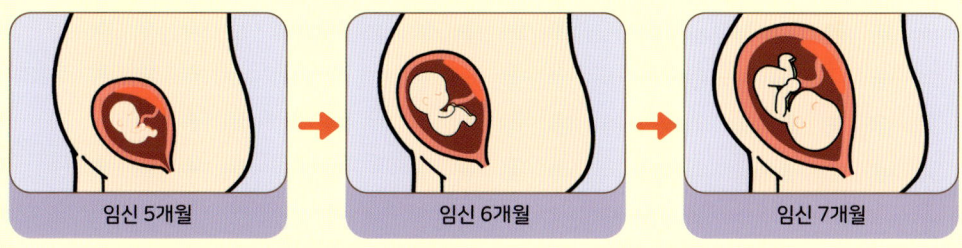

임신 5개월 → 임신 6개월 → 임신 7개월

자궁 안에는 무엇이 있을까?

태반에서는 엄마의 영양분과 산소를 받아들이고, 탯줄을 통해 태아에게 전달해. 자궁은 '양수'라는 따뜻한 물로 가득 차 있어. 태아는 양수 안에서 자유롭게 움직일 수 있고, 편안함을 느껴. 또 혹시 엄마 배에 충격이 가해져도 아기에게는 약하게 전달되도록 돕지. 태아가 커질수록 양수의 양도 많아져.

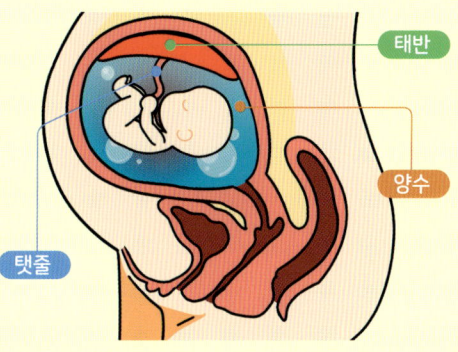

💬 자궁의 변화는 엄마에게 어떤 영향을 미칠까?

아기를 만날 날이 가까워질수록 엄마의 몸무게도 점점 늘어나. 임신 초기에는 배가 많이 나오지 않지만, 몸은 쉽게 피곤해져서 허리가 아프거나 움직이기 힘들 수 있어. 그래서 주위 사람들의 도움이 필요해. 배가 나오지 않았더라도 지하철, 버스에서 임산부 배지를 한 사람을 발견하면 자리를 양보하고 배려하는 자세를 갖자.

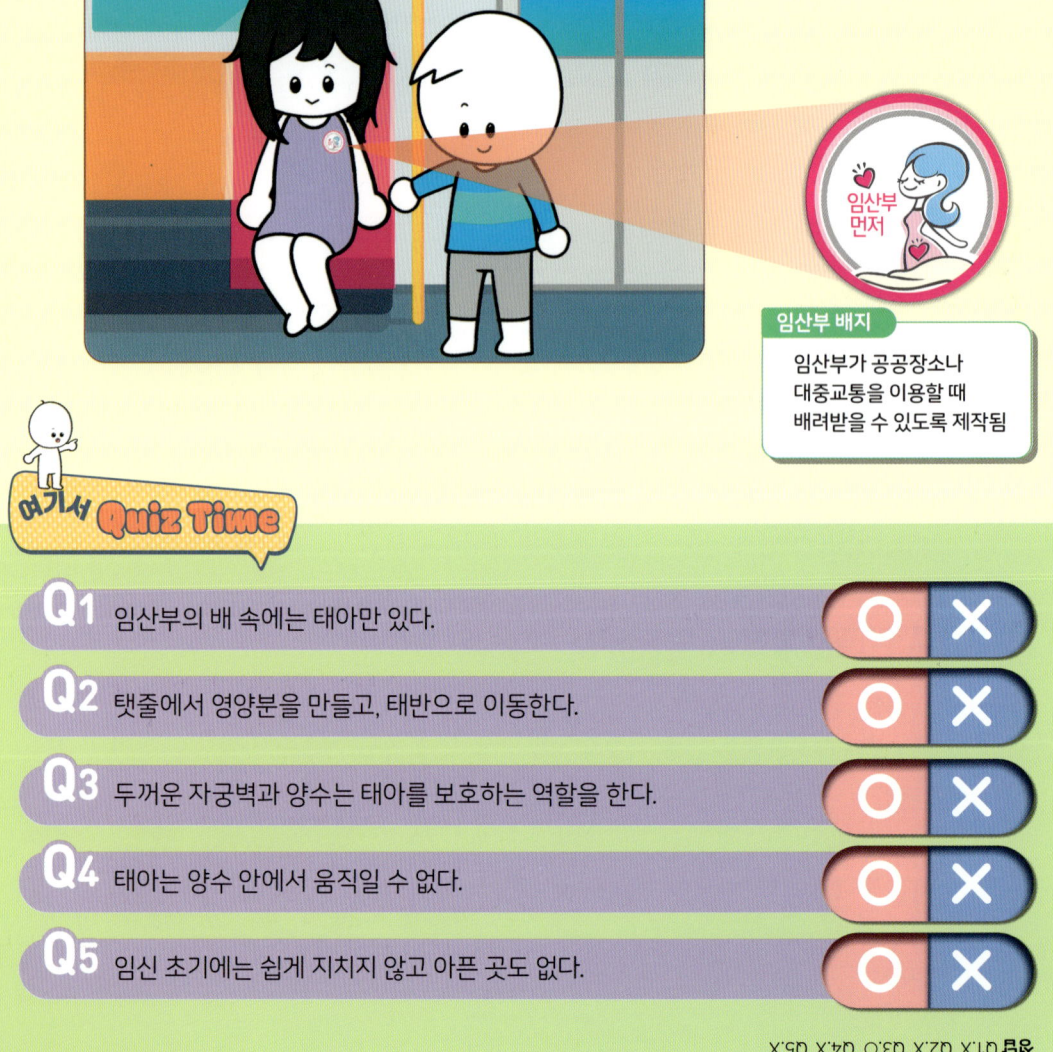

임산부 배지
임산부가 공공장소나 대중교통을 이용할 때 배려받을 수 있도록 제작됨

여기서 Quiz Time

Q1 임산부의 배 속에는 태아만 있다. ⭕ ❌

Q2 탯줄에서 영양분을 만들고, 태반으로 이동한다. ⭕ ❌

Q3 두꺼운 자궁벽과 양수는 태아를 보호하는 역할을 한다. ⭕ ❌

Q4 태아는 양수 안에서 움직일 수 없다. ⭕ ❌

Q5 임신 초기에는 쉽게 지치지 않고 아픈 곳도 없다. ⭕ ❌

정답 Q1.X Q2.X Q3.O Q4.X Q5.X

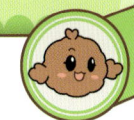 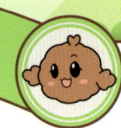

태아가 자라기 위해 필요한 기관

태아가 자궁 안에서 건강하게 지내려면 많은 것들이 필요해.

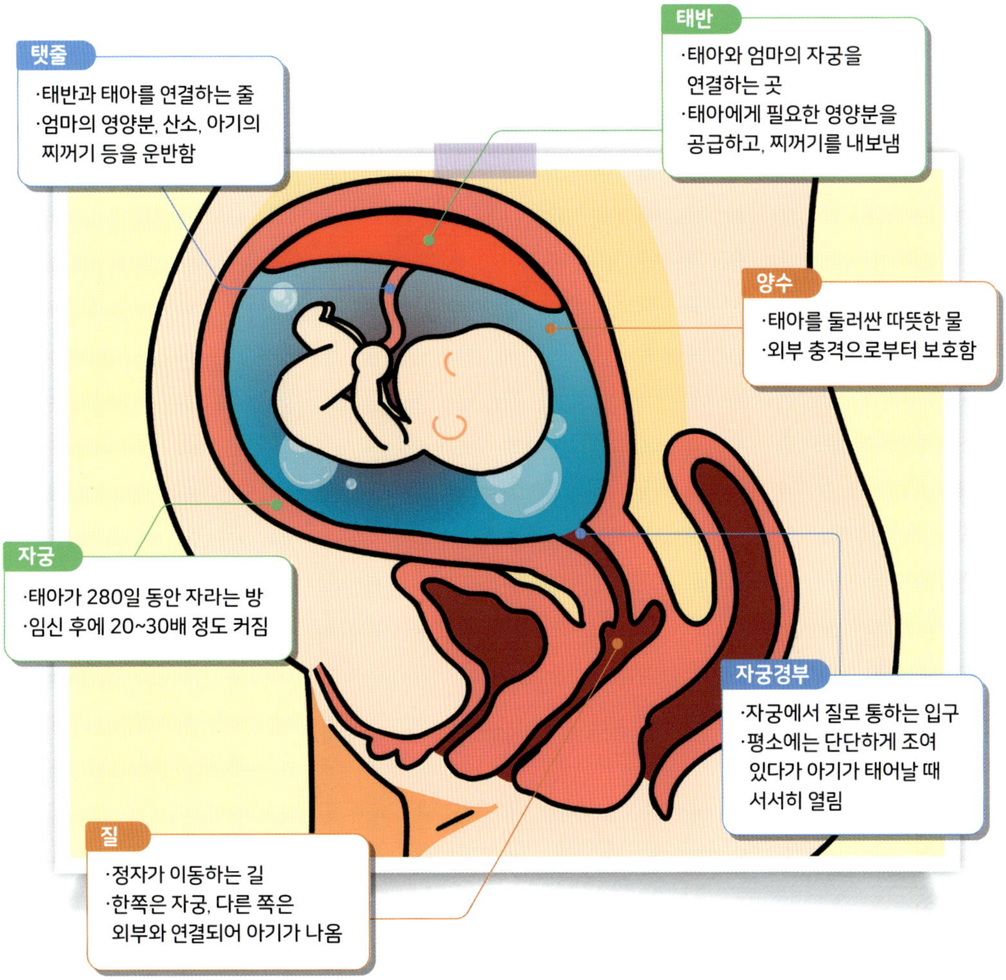

탯줄
- 태반과 태아를 연결하는 줄
- 엄마의 영양분, 산소, 아기의 찌꺼기 등을 운반함

태반
- 태아와 엄마의 자궁을 연결하는 곳
- 태아에게 필요한 영양분을 공급하고, 찌꺼기를 내보냄

양수
- 태아를 둘러싼 따뜻한 물
- 외부 충격으로부터 보호함

자궁
- 태아가 280일 동안 자라는 방
- 임신 후에 20~30배 정도 커짐

자궁경부
- 자궁에서 질로 통하는 입구
- 평소에는 단단하게 조여 있다가 아기가 태어날 때 서서히 열림

질
- 정자가 이동하는 길
- 한쪽은 자궁, 다른 쪽은 외부와 연결되어 아기가 나옴

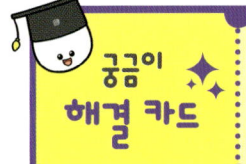

태아가 자랄수록 태아를 보호하고 키우는 데 필요한 자궁, 양수도 늘어나기 때문에 배가 점점 커진다.

호기심 ♥♥♥   탐구심 ♥♥   엉뚱함 ♥♥

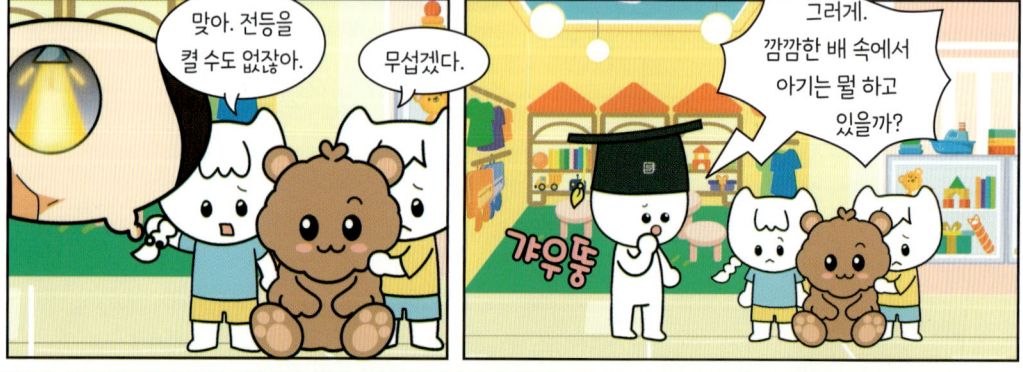

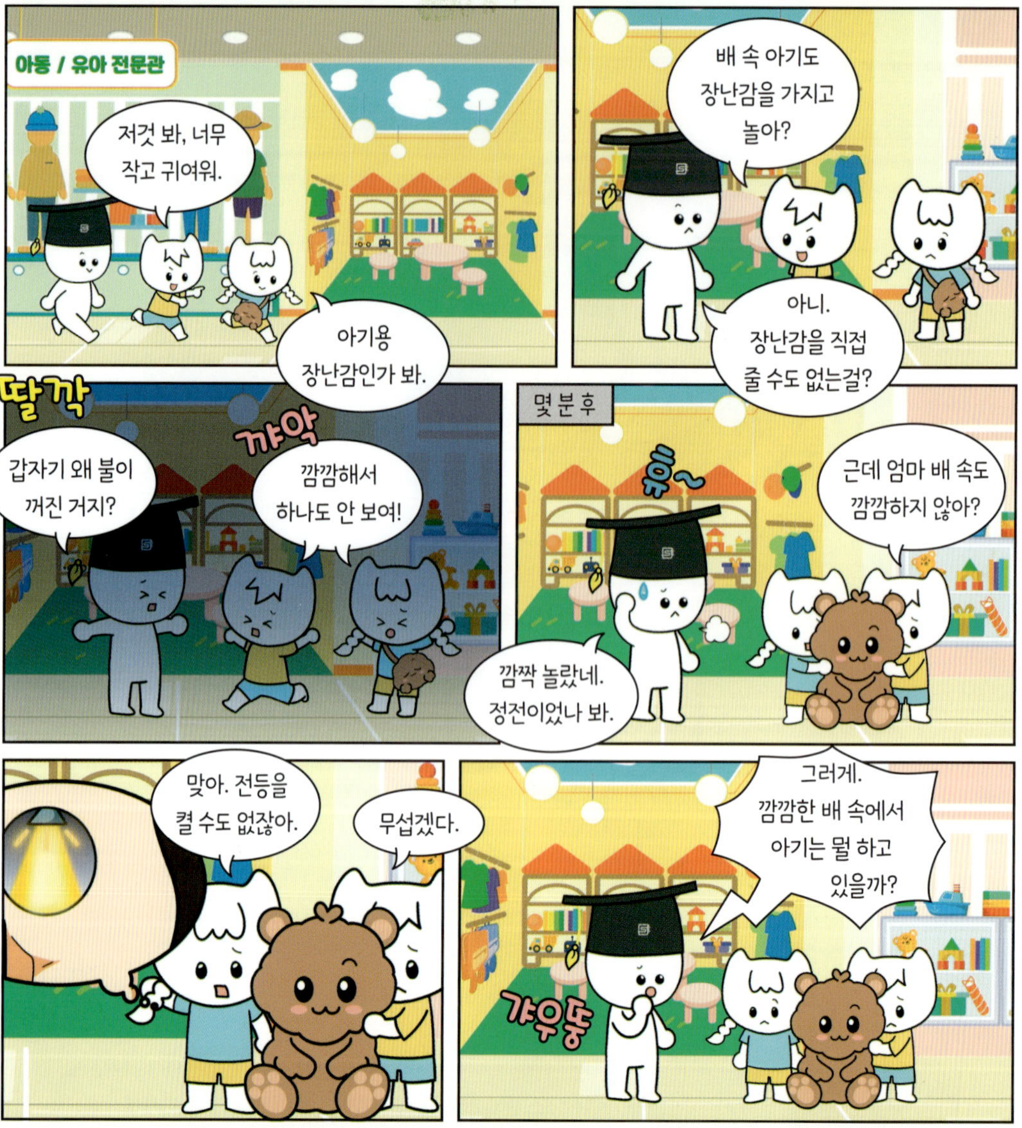

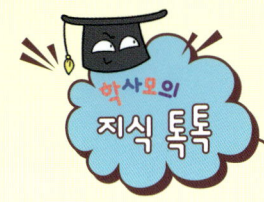

엄마 배 속에서 아기가 하는 일

태아는 엄마의 자궁 안에서 무럭무럭 자라지. 특히, 양수와 자궁벽은 외부 자극으로부터 태아를 보호해. 하지만 강한 충격이나 시끄러운 소리, 지나치게 밝은 빛은 아기에게 위협이 될 수 있어.

🟢 자궁 안에서 아기는 어떻게 성장할까?

태아는 엄마의 영양분과 산소를 전달받아 몸의 여러 부분을 만들어. 아무것도 보이지 않아 심심할 것 같지만 안전한 공간에서 몸을 만들기 위한 시간을 보내는 거야. 생각과 감정, 행동을 조절하는 뇌를 시작으로 심장, 눈, 귀 등이 차례대로 발달해.

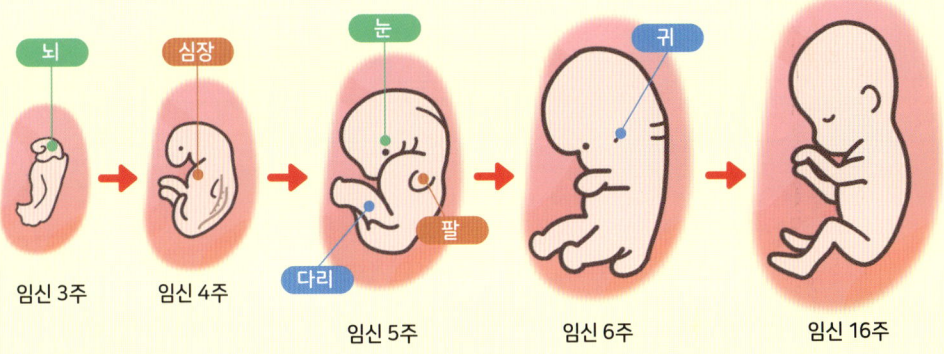

🟢 자궁 안에서 아기는 무엇을 할까?

자궁은 양수로 가득 차 있어서 아기는 손발을 움직이고 헤엄칠 수 있어. 아기의 움직임은 엄마에게 전해지고, 엄마의 말소리도 배 속의 아기에게 진동으로 전달되지. 아기는 맛이나 소리, 감정도 느낄 수 있어. 특히, 엄마와 연결되어 있기 때문에 엄마가 행복하면 아기도 똑같이 행복한 기분을 느껴.

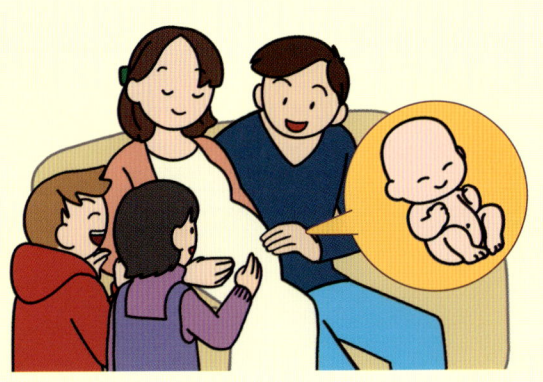

궁금이 해결 카드

배 속의 아기는 몸을 움직이고, 밖에서 들리는 소리나 감정을 느끼면서 열심히 자라고 있다.

호기심 💛💛💛
탐구심 💛💛💛
엉뚱함 💛💛💛

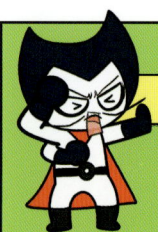# 엄마 배에 수상한 흉터가 있어요

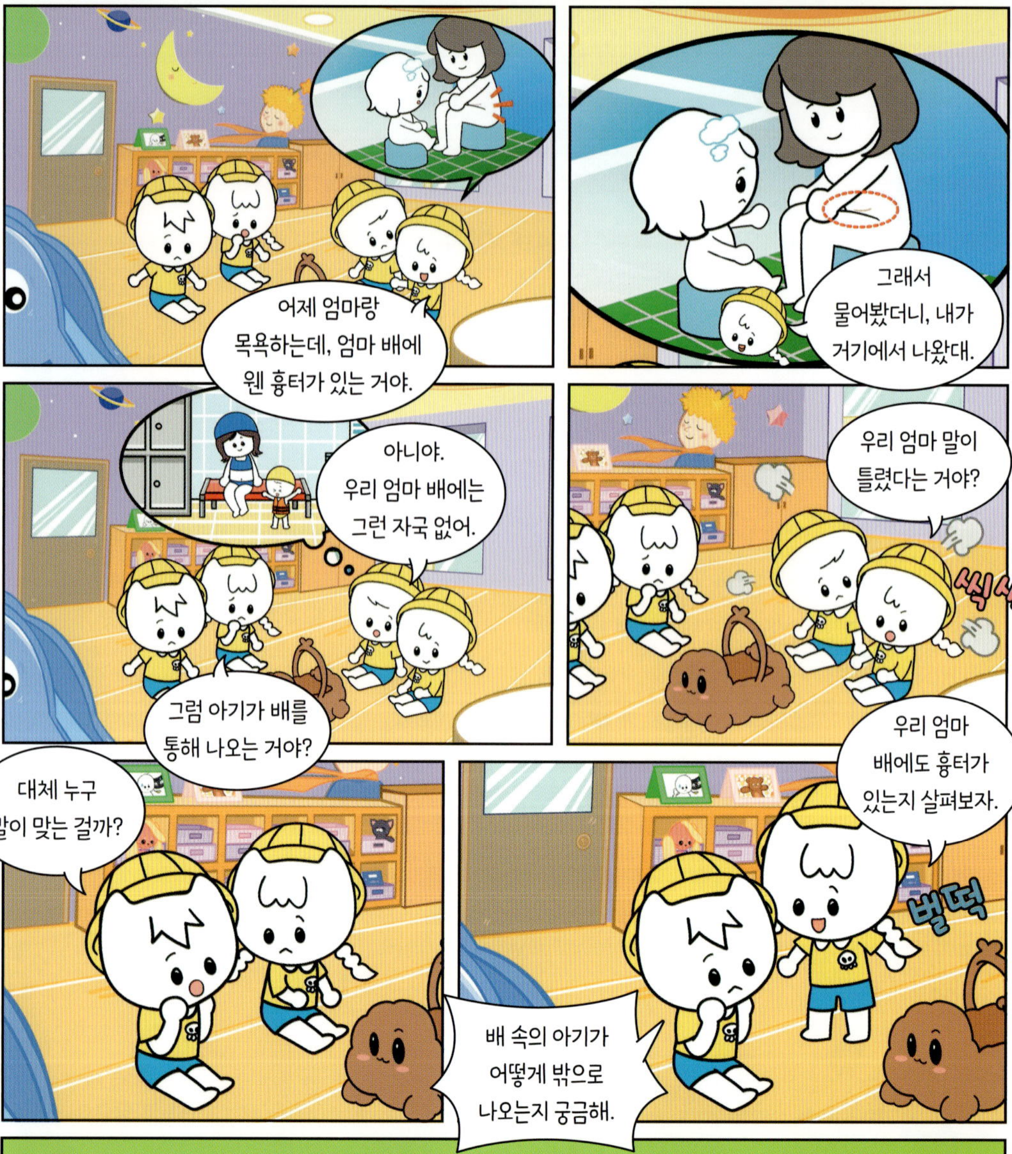

배 속의 아기는 어떻게 밖으로 나올까? #출산 #자연 분만과 제왕 절개

어제 엄마랑 목욕하는데, 엄마 배에 웬 흉터가 있는 거야.

그래서 물어봤더니, 내가 거기에서 나왔대.

아니야. 우리 엄마 배에는 그런 자국 없어.

우리 엄마 말이 틀렸다는 거야?

그럼 아기가 배를 통해 나오는 거야?

우리 엄마 배에도 흉터가 있는지 살펴보자.

대체 누구 말이 맞는 걸까?

배 속의 아기가 어떻게 밖으로 나오는지 궁금해.

혹시 배꼽으로 나오는 걸까? 근데 아기가 나오기에는 너무 작은걸?

아기가 나오는 길이 따로 있는 거 아닐까?

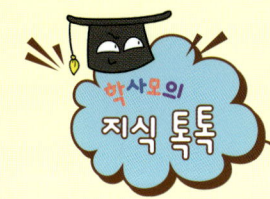

아기가 태어나는 방법

엄마 배 속에서 9개월 동안 자란 아기는 세상으로 나갈 준비를 하지. 아기가 엄마의 몸 밖으로 나오는 과정을 '출산'이라고 하는데, 엄마와 아기의 상황에 따라 안전한 방법을 선택할 수 있어.

아기를 낳는 방법에는 어떤 것이 있을까?

엄마의 자궁은 아기가 태어날 때가 되면 움직이기 시작해. 아기의 머리부터 어깨, 다리까지 빠져나올 수 있도록 밀어내지. 아기는 질을 통해 밖으로 나와. 이것을 '자연 분만'이라고 불러.

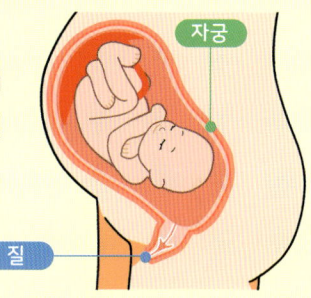

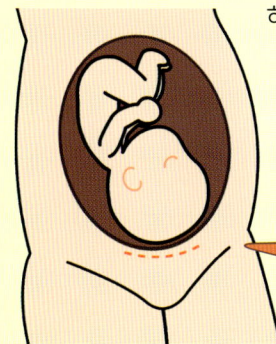

하지만 모든 엄마가 자연 분만으로 아기를 낳진 않아. 엄마나 아기의 건강이 좋지 않다면 자연 분만은 위험할 수 있거든. 이때, 엄마의 배와 자궁을 수술해서 아기를 꺼내는 '제왕 절개'를 해.

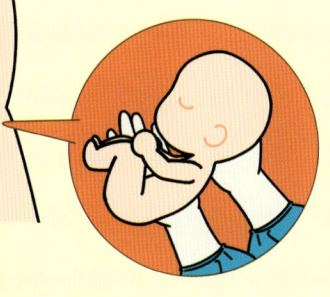

궁금이 해결 카드

배 속의 아기는 엄마의 몸을 통해 자연 분만으로 나오거나 제왕 절개로 수술해서 꺼내기도 한다.

호기심 ♥♥♥
탐구심 ♥♥♥
엉뚱함 ♥

모든 동물은 아기를 낳을까?

모든 동물이 아기를 낳는 것은 아니야. 강아지같이 젖을 먹는 동물은 대부분 사람처럼 새끼를 낳지만, 닭이나 물고기처럼 알을 낳는 동물도 있어. 어떤 방법으로 낳든지 엄마가 아기를 사랑하는 마음은 똑같아.

엄마는 아기를 낳을 때 왜 아파할까? #출산 #신체 변화

삐뽀삐뽀, 아기가 나오려나 봐!

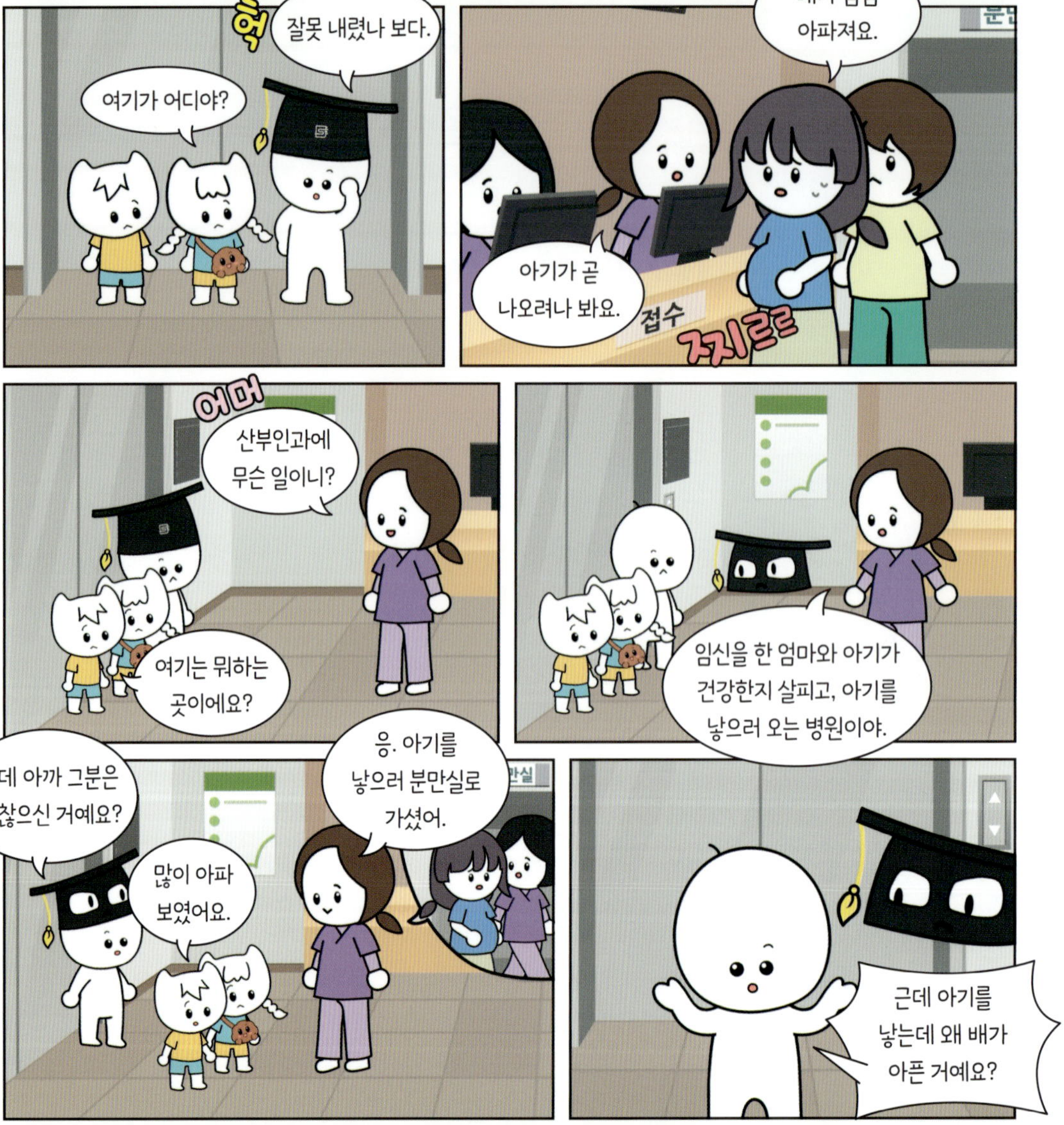

헉
잘못 내렸나 보다.
여기가 어디야?

배가 점점 아파져요.
아기가 곧 나오려나 봐요.
접수
쯔지르르

어머
산부인과에 무슨 일이니?
여기는 뭐하는 곳이에요?

임신을 한 엄마와 아기가 건강한지 살피고, 아기를 낳으러 오는 병원이야.

근데 아까 그분은 괜찮으신 거예요?
많이 아파 보였어요.
응. 아기를 낳으러 분만실로 가셨어.

근데 아기를 낳는데 왜 배가 아픈 거예요?

 배 속의 아기도 아픈가 봐.

아기를 낳을 때가 되면 엄마의 몸이 안 좋아지는 건지도 몰라.

드디어 세상 밖으로!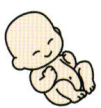

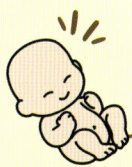

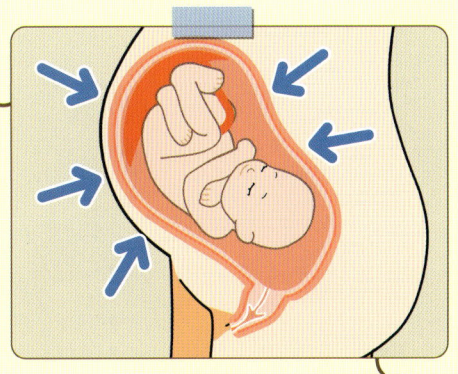

하아~ 며칠 전부터 자궁 안이 너무 답답해. 양수 속을 둥둥 떠다니며 헤엄쳤는데 이젠 좁아져서 그럴 수도 없어. 엄마에게 미안하지만 신호를 보내야겠어. 빨리 밖으로 나갈래!

엄마는 병원으로 가서 나와 만날 준비를 해. **하나, 둘** 엄마가 힘을 주자, 자궁이 줄어들면서 나를 밀어내. 그런데 어쩌면 좋지? 한번에 나갈 수가 없어.

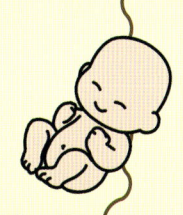

끙, 엄마는 나를 내보내기 위해 계속 힘을 주고 있어. 자궁이 자꾸만 눌러서 힘들지만, 꾹 참을래. 9개월 동안 나를 키우느라 고생하고, 지금도 아파하는 엄마에 비하면 이 정도는 아무것도 아니야.

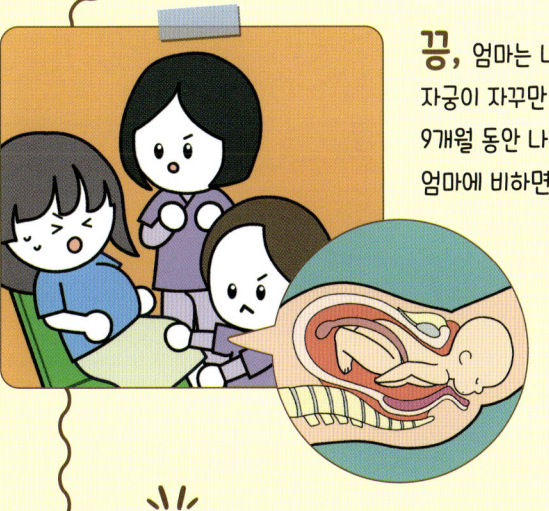

응애! **드디어** 열세 시간만에 세상 밖으로 나왔어. 처음 만난 세상은 춥고 눈이 부셔. 하지만 환하게 웃으며 나를 안아 주는 엄마를 보니 엄청 기뻐!

궁금이 해결 카드

아기를 내보내기 위해 자궁이 줄어들고 늘어나기 때문에 엄마가 아픔을 느낀다.

호기심 ♥♥
탐구심 ♥♥♥
엉뚱함 ♥

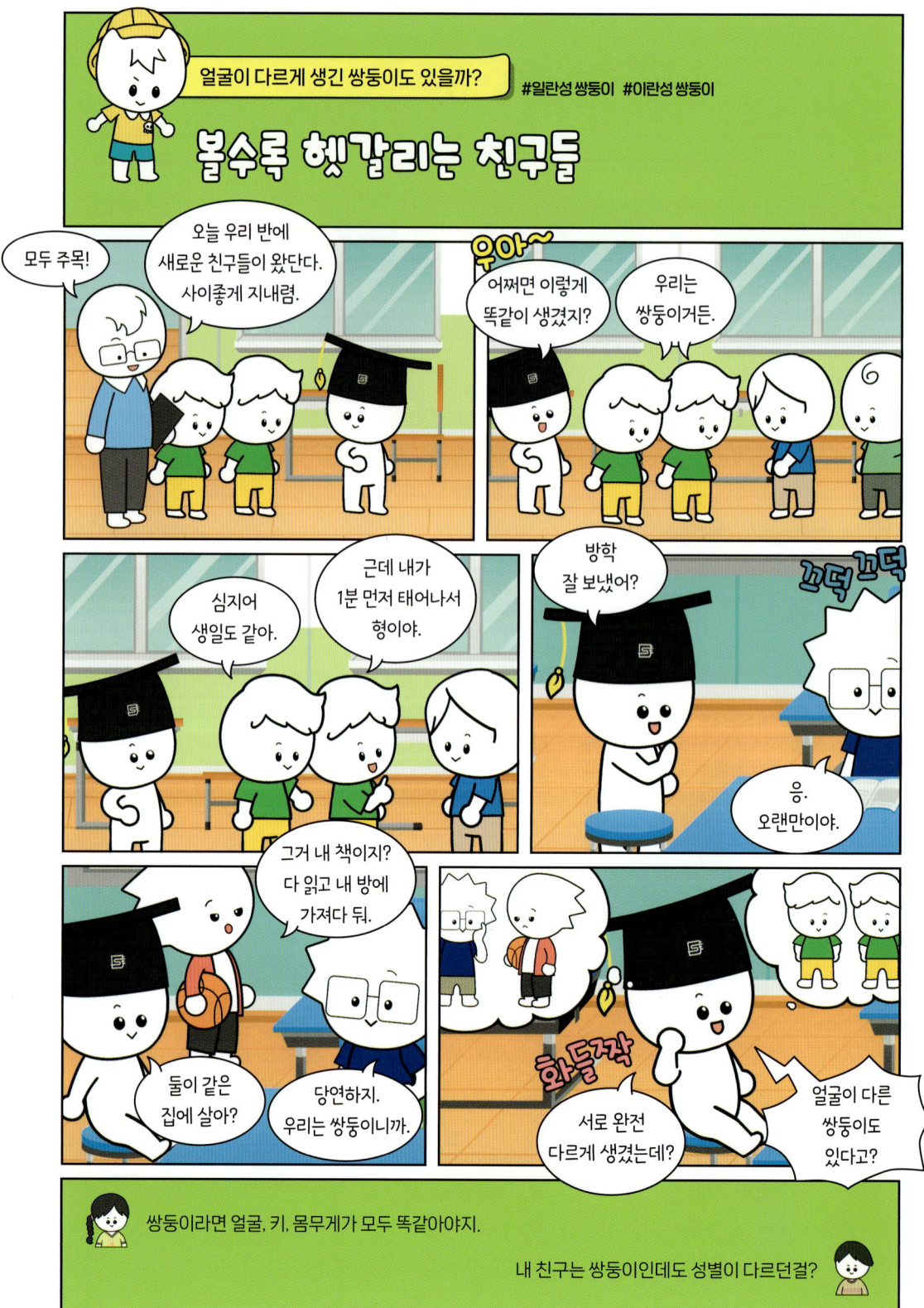

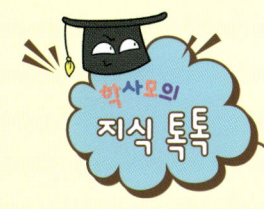

쌍둥이가 생기는 과정

보통 남자 몸에 있는 정자 한 개와 여자 몸에 있는 난자 한 개가 만나면 수정란이 만들어지고, 한 명의 아기로 태어나지. 하지만 예외인 경우도 있어. 그게 바로 '쌍둥이'야.

🟢 쌍둥이는 어떻게 생길까?

한 개의 난자와 한 개의 정자가 만나 생긴 수정란이 둘로 쪼개지거나, 두 개의 난자와 두 개의 정자가 만나 각각 수정이 될 수 있어. 이때, 쌍둥이가 생기지.

🟢 쌍둥이의 종류에는 어떤 것이 있을까?

하나의 수정란이 두 개로 나뉘어 태어난 아기들은 똑같은 유전자*를 가지고 있기 때문에 남자와 남자, 여자와 여자처럼 성별, 생김새 등이 비슷해. 이것을 '일란성 쌍둥이'라고 불러.

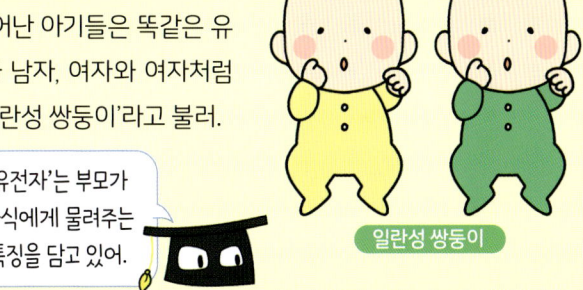

'유전자'는 부모가 자식에게 물려주는 특징을 담고 있어.

일란성 쌍둥이

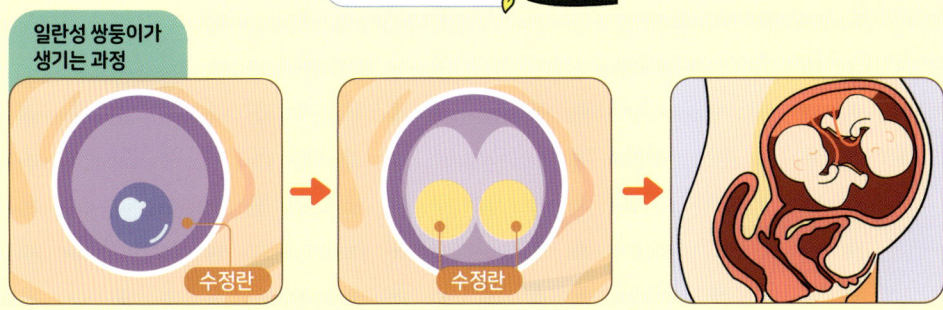

일란성 쌍둥이가 생기는 과정

수정란 → 수정란 →

난자는 원래 한 달에 한 개씩 만들어지는데, 동시에 두 개가 나올 때도 있어. 난자들은 서로 다른 정자와 만나 수정이 되고, '이란성 쌍둥이'로 태어나지. 아기들은 유전자가 다르기 때문에 남자와 여자처럼 성별, 생김새, 성격이 다를 수 있어.

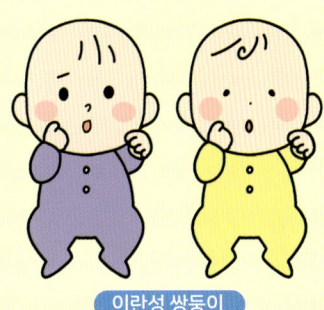

이란성 쌍둥이

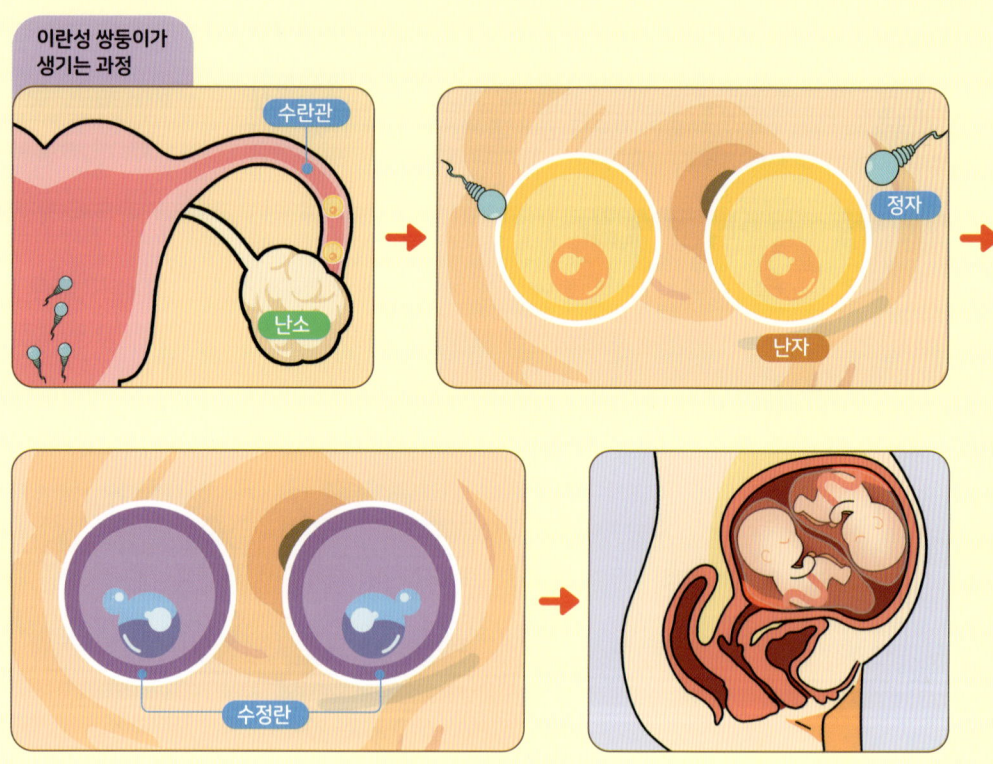

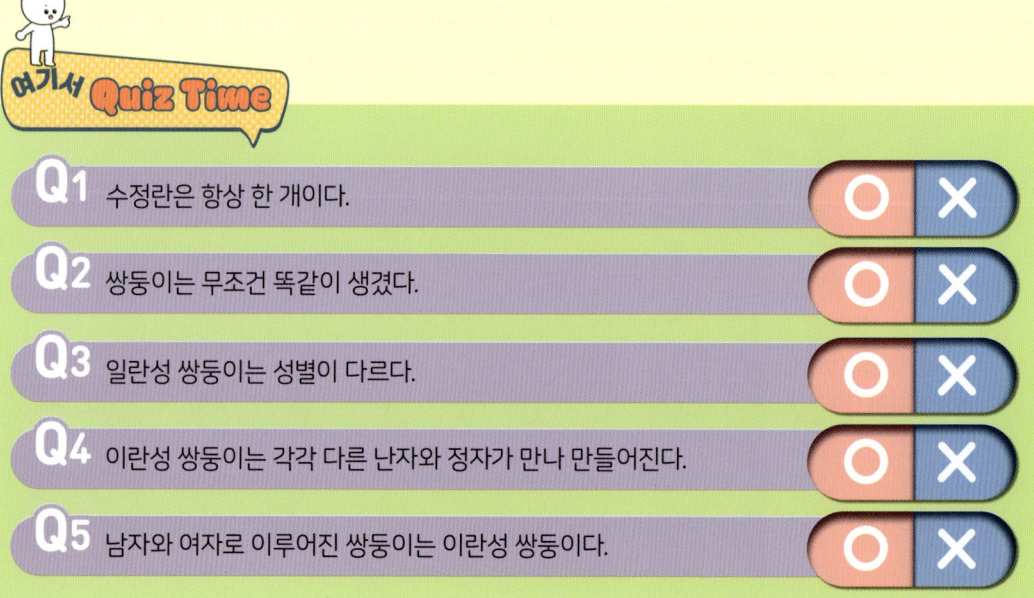

Q1 수정란은 항상 한 개이다.	O	X
Q2 쌍둥이는 무조건 똑같이 생겼다.	O	X
Q3 일란성 쌍둥이는 성별이 다르다.	O	X
Q4 이란성 쌍둥이는 각각 다른 난자와 정자가 만나 만들어진다.	O	X
Q5 남자와 여자로 이루어진 쌍둥이는 이란성 쌍둥이다.	O	X

정답 Q1.X Q2.X Q3.X Q4.O Q5.O

쌍둥이가 닮은 듯 서로 다른 이유

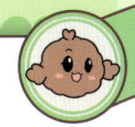 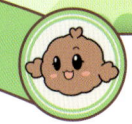

사람들은 보통 쌍둥이라면 생김새뿐 아니라 좋아하는 음식, 색깔, 습관까지 모두 비슷할 거라고 생각해. 하지만 일란성 쌍둥이라도 서로 다를 수 있어. 각자의 **경험이나 환경이 다르면** 나중에는 전혀 다른 사람처럼 변할 수 있기 때문이야.

각각의 난자와 정자로 이루어진 이란성 쌍둥이는 유전자가 다르기 때문에 전혀 닮지 않을 수 있지. 우연히 엄마 배 속에 있던 시기가 같아서 동시에 태어난 형제, 자매라고 생각하면 돼. 이처럼 쌍둥이도 다른 사람들과 마찬가지로 각자 **개성을 지닌 존재야.** 그 자체로 인정하고 존중해 주길 바라.

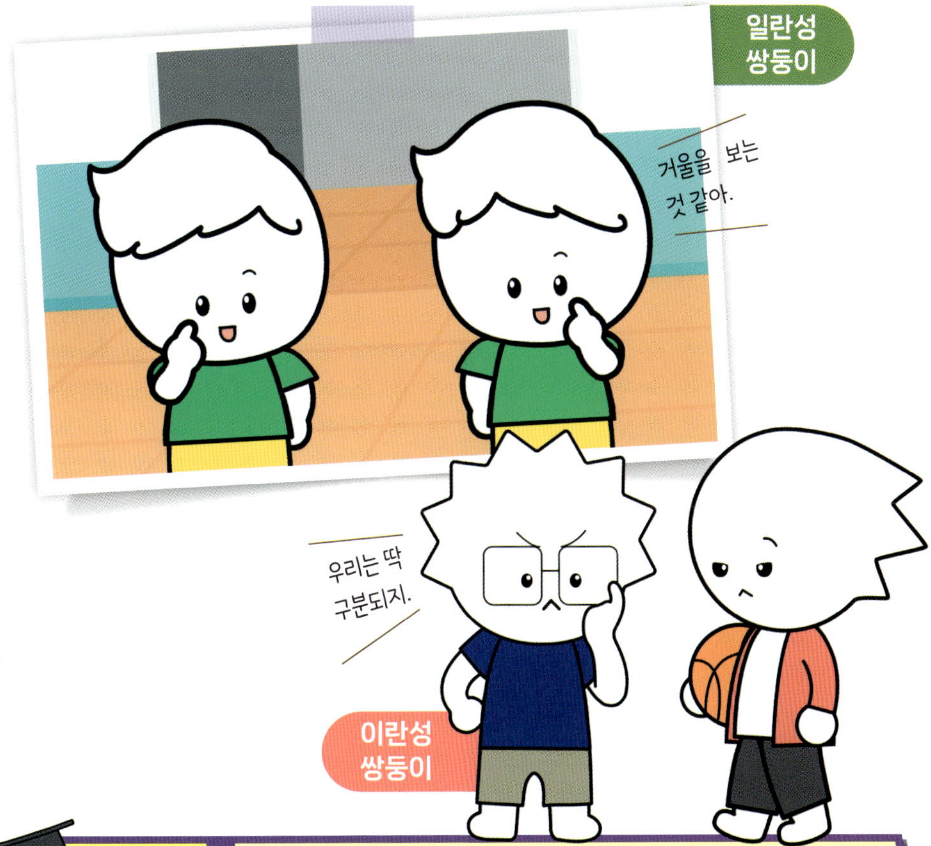

일란성 쌍둥이

거울을 보는 것 같아.

우리는 딱 구분되지.

이란성 쌍둥이

궁금이 해결 카드

하나의 수정란에서 태어난 일란성 쌍둥이와 달리, 이란성 쌍둥이는 서로 다른 난자와 정자로 이루어져 얼굴이 다르다.

호기심 ♥♥♥ 탐구심 ♥♥♥ 엉뚱함 ♥

Part 3.

우리는 가족, 친구, 이웃과 관계를 이루며 살아가.
각자의 생김새만큼이나 행동이나 성격도 다르지.
나와 다른 사람의 차이를 인정하고 서로 존중해야 해.

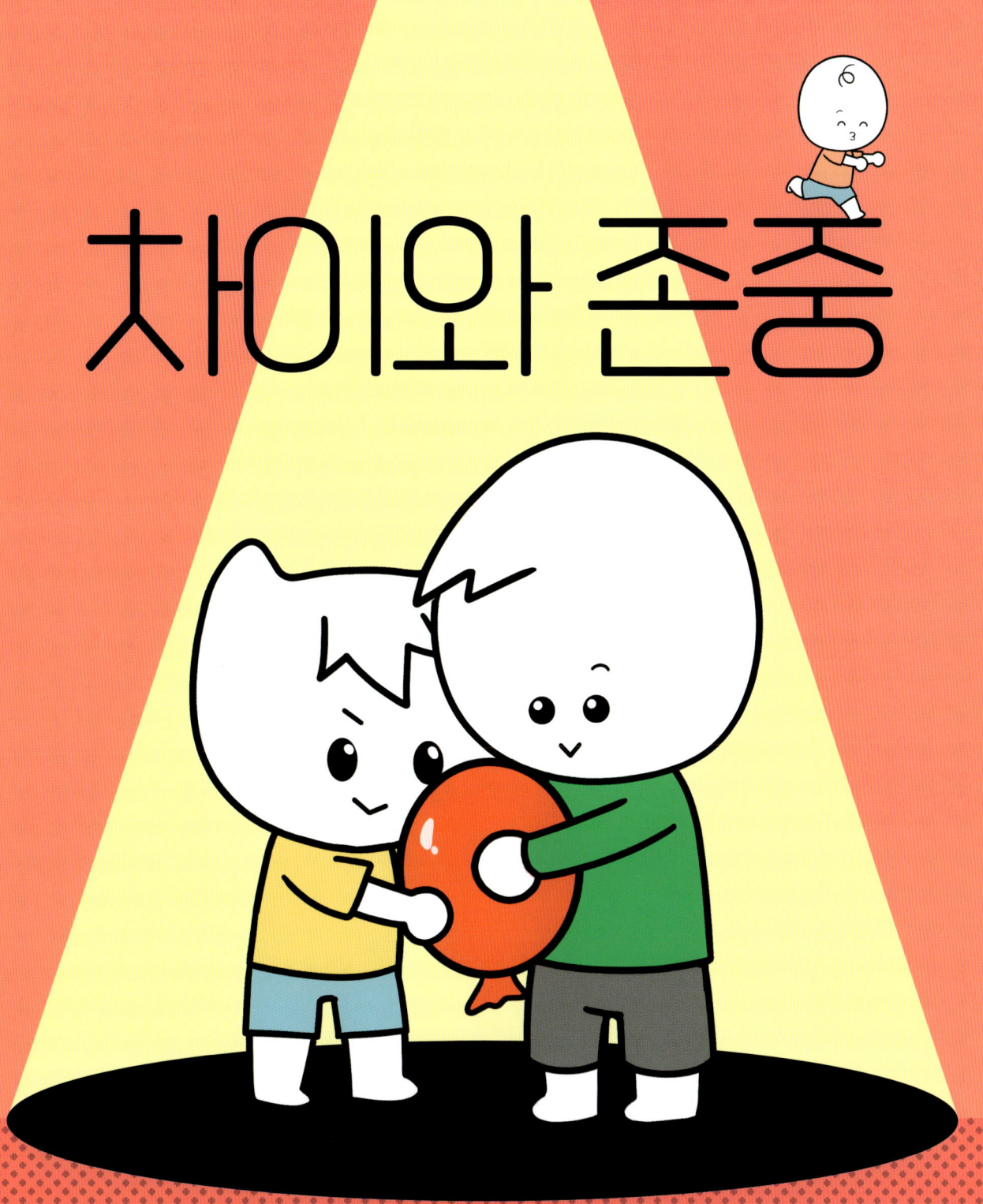

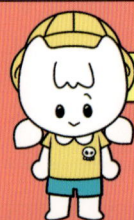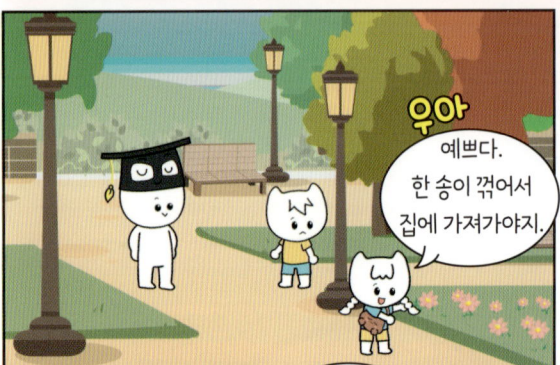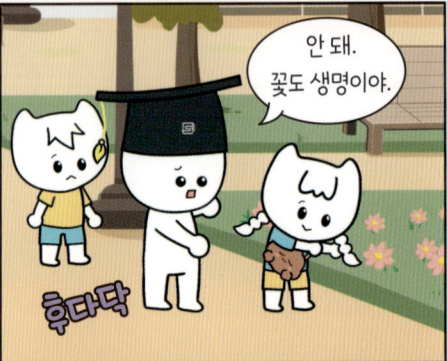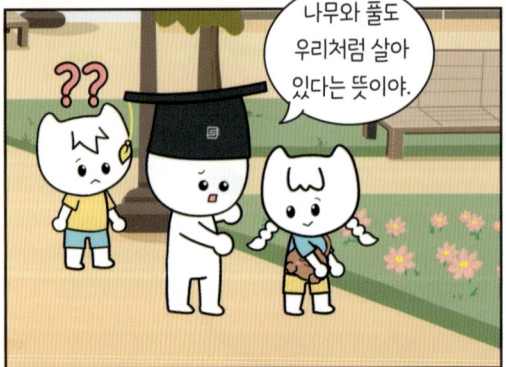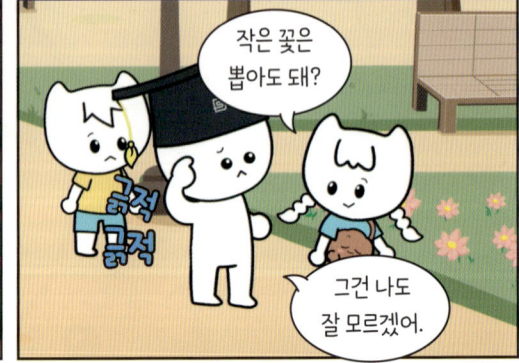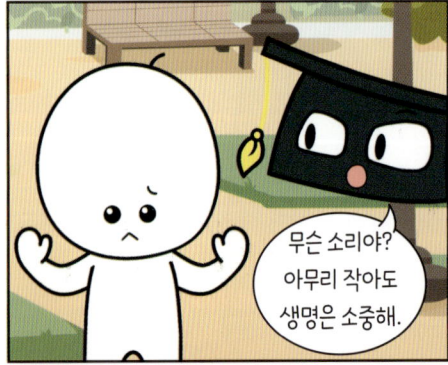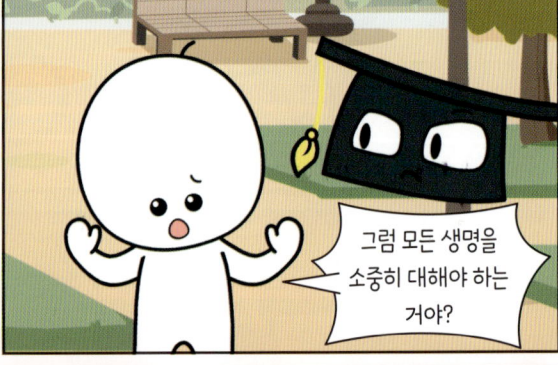

생명이 소중한 이유

개미에게

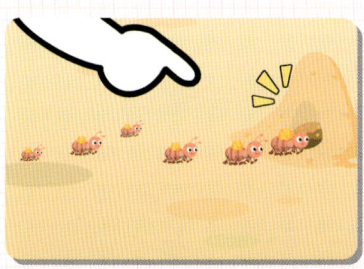

며칠 전 운동장에서 축구를 하다가 열심히 먹이를 나르는 네 친구들을 실수로 밟고 말았어. 너희도 소중한 생명인데…. 생명은 한번 잃어버리면 다시 찾지 못하고, 다른 것으로 바꿀 수도 없잖아. 그래서 아무리 작은 생명도 함부로 해치면 안 된댔어.

처음에는 무서운 벌이나 지렁이, 거미 같은 것들은 쓸모없다고 생각했지. 벌이 없으면 따가운 침에 쏘일 일도 없고, 지렁이를 보고 깜짝 놀라지 않아도 되잖아. 그런데 생명은 모두 자기만의 역할이 있는 거래. 꽃은 벌이 꽃가루를 옮겨 주기 때문에 열매를 맺고 벌꿀도 만들 수 있어. 지렁이는 땅속을 돌아다니며 딱딱한 흙을 부드럽게 만들어서 식물이 잘 자랄 수 있도록 돕지. 거미가 쳐 놓은 거미줄 덕분에 벌레가 많이 잡혀서 모기나 파리가 늘어나지 않을 수 있대. 참, 개미 너도 땅에 있는 흙을 골고루 섞어 주고, 식물의 씨앗을 퍼뜨린다면서?

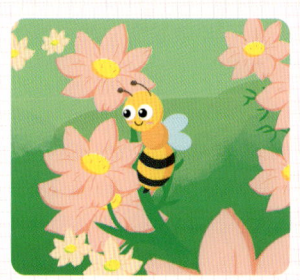 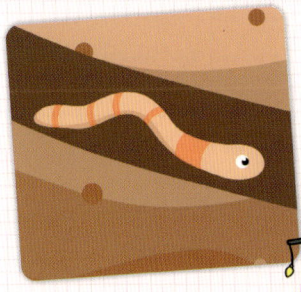 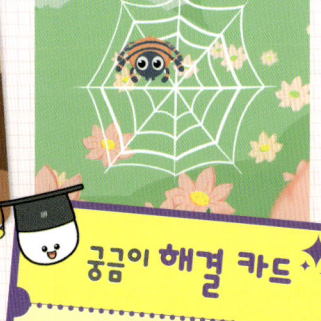

동물은 사람과 함께 살면서 고기를 제공하거나 친구가 되어 주지. 식물은 숲을 이루어 공기를 맑게 하고, 주위를 시원하게 만들어. 아름답게 지저귀는 새, 귀여운 강아지, 예쁜 꽃 모두 고마운 존재라는 것을 깨달았어. 앞으로 모든 생명을 소중히 여기고 지킬게. 지켜봐 줘!

궁금이 해결 카드

동물, 식물처럼 생명을 가진 모든 것들은 각자의 역할을 가지고 살아가기 때문에 소중히 여겨야 한다.

호기심 ♥
탐구심 ♥♥♥
엉뚱함 ♥

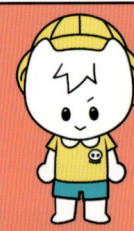

친구와 나의 가족 수는 왜 다를까? #가족의 형태 #차이와 존중

궁이네 가족의 수수께끼

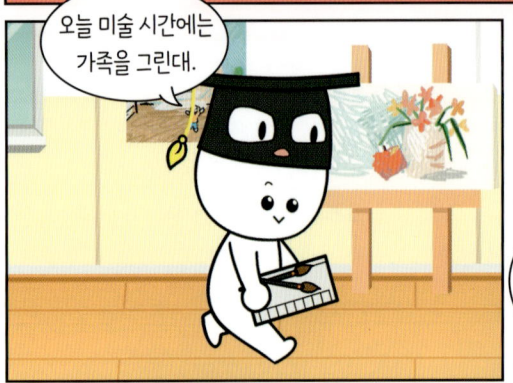
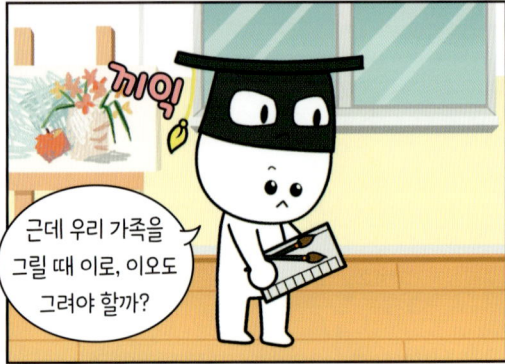
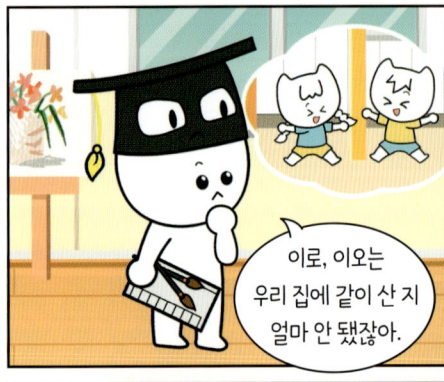
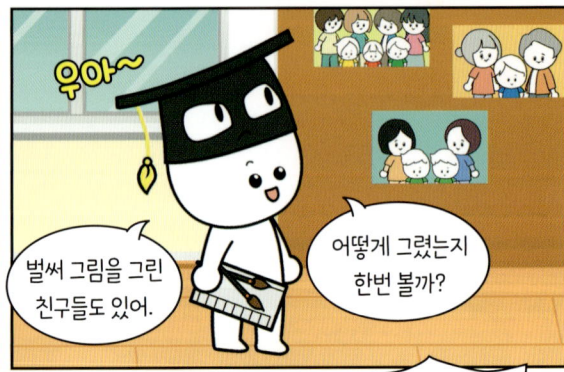
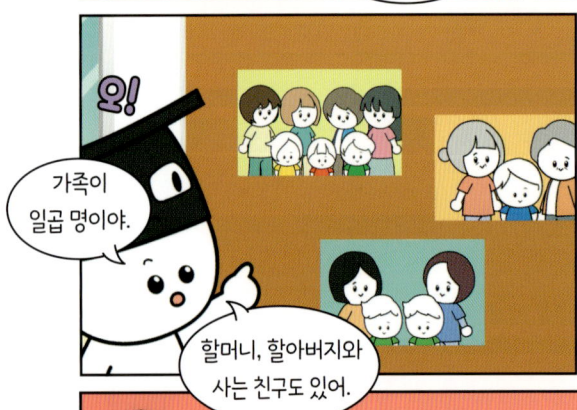
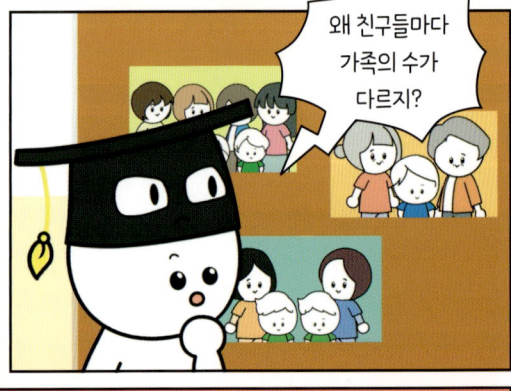

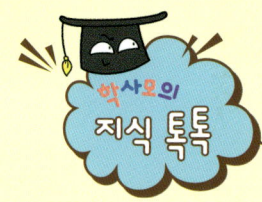

다양한 가족의 모습

우리는 매일 가족과 잠을 자고, 밥도 먹으면서 기쁜 일과 슬픈 일을 함께 나누지. 생활 속에서 필요한 여러 규칙과 예절을 배우기도 해. 주위를 둘러보면 다양한 형태의 가족이 살아가는 모습을 볼 수 있어.

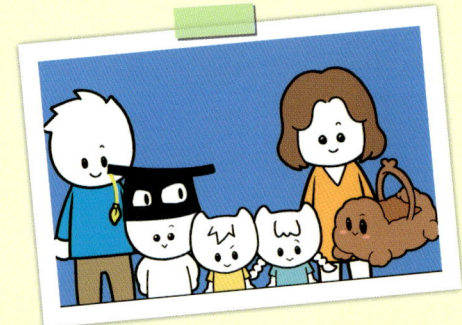

🗨 가족은 어떻게 만들어질까?

가족은 남편과 아내, 부모와 자식, 형제자매 등으로 이루어진 관계야. 남자와 여자가 결혼하거나, 아이를 낳으면 같은 부모를 둔 형제자매는 가족이 되지. 같은 핏줄이 아니어도 법적으로 가족이 될 수 있어.

🗨 집집마다 가족의 형태는 어떻게 다를까?

어떤 집은 엄마, 아빠와 살지만 또 다른 집은 할머니, 할아버지와 '조손 가족'으로 지내기도 해. 부모 중에 어느 한쪽하고만 사는 '한 부모 가족'도 있어. 다른 나라 사람과 결혼해서 '다문화 가족'을 만들 수도 있지. 이때, 엄마나 아빠 중에 한 사람은 외국인이야. '입양'을 통해 가족이 되기도 하는데, 엄마가 직접 낳지 않아도 똑같이 가족으로 인정받지. 이외에 혼자 살거나, 결혼했지만 아이 없이 부부만 살 수도 있어. 우리 가족의 모습과 다르다고 해서 이상한 것은 아니야. 서로 아끼고 사랑하는 마음만 있다면 가족이 될 수 있어.

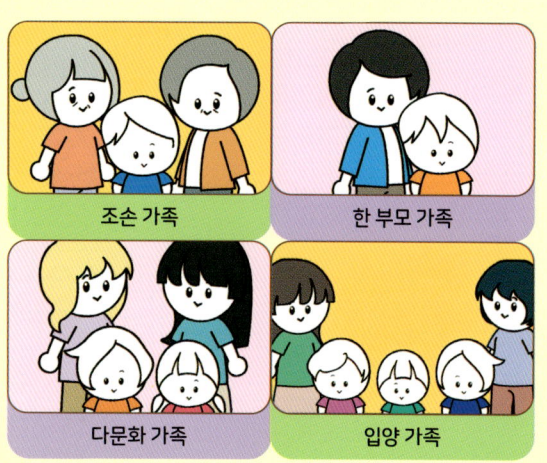

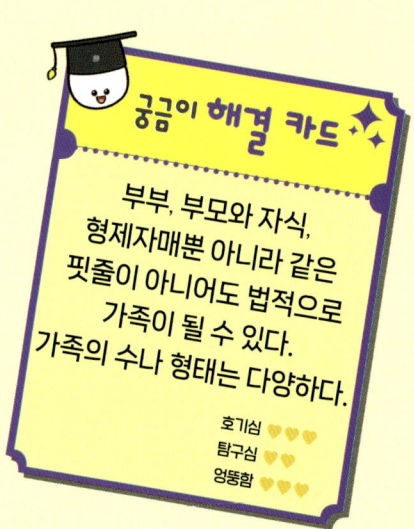

궁금이 해결 카드

부부, 부모와 자식, 형제자매뿐 아니라 같은 핏줄이 아니어도 법적으로 가족이 될 수 있다. 가족의 수나 형태는 다양하다.

호기심 ♥♥♥
탐구심 ♥♥♥
엉뚱함 ♥♥♥

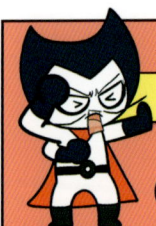

이 구역의 분노 대마왕은 나야, 나!

아무 때나 불편한 감정을 표현해도 될까? #감정 표현 #동의와 거절

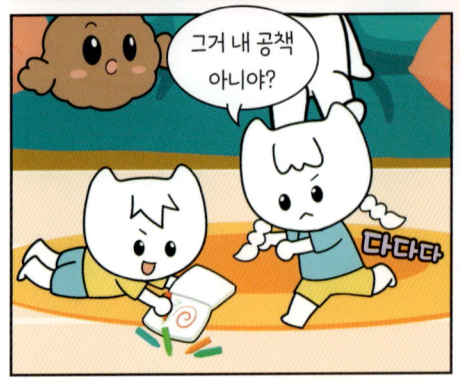

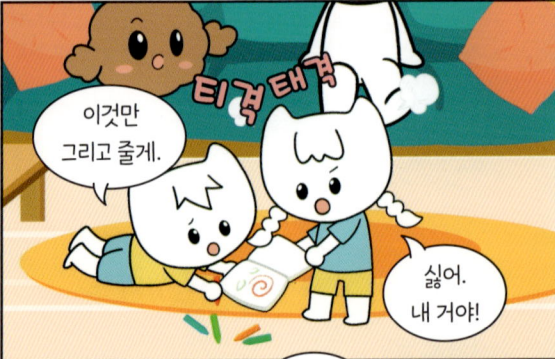

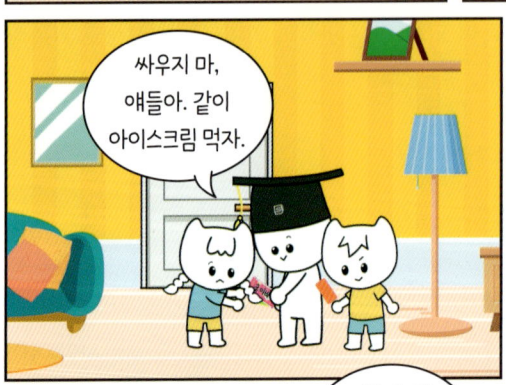

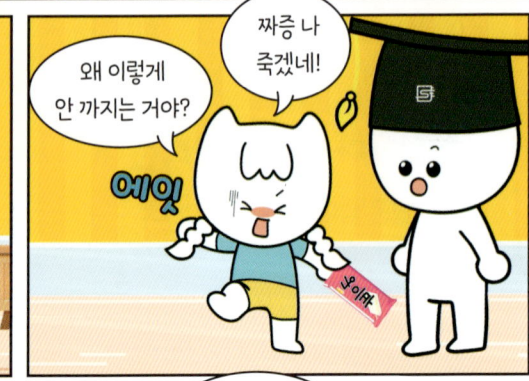

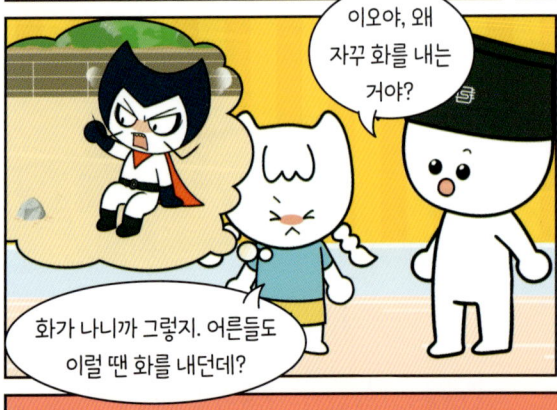

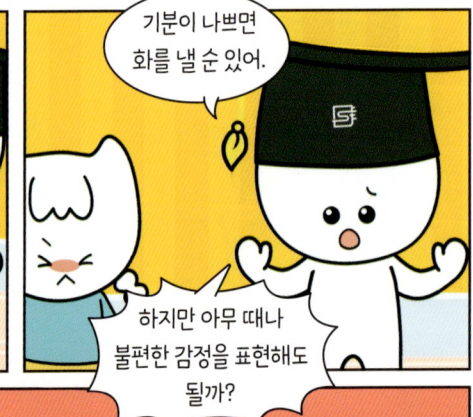

 TV에서 봤는데 화를 참으면 병이 된다고 했어.

불편한 감정을 자주 표현하면 친구들이 싫어할 거야. 무조건 참아야지.

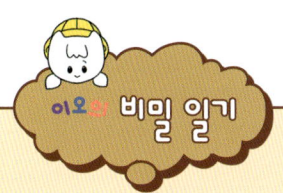

날씨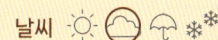

제목 내 감정을 똑똑하게 표현할 거야!

지난 생일에 코코에게 선물받은 공책이 안 보였다. 알고 보니 이로가 내 공책에다 낙서를 하고 있었다. 내가 제일 아끼는 건데 함부로 쓰는 것을 보니 **부글부글** 화가 났다. 그래서 공책을 빼앗고 이로에게 소리를 질렀다. 그러자 이로도 기분이 나쁜지 툴툴댔다.

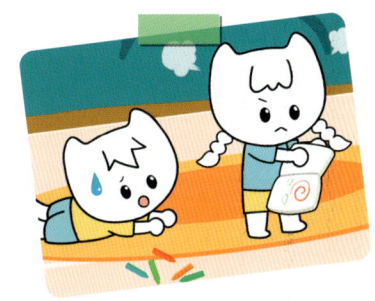

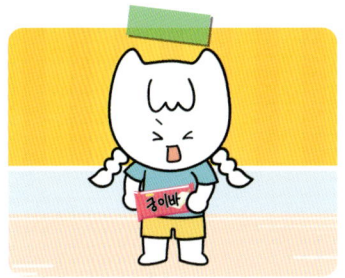

궁이 오빠가 기분을 풀라며 아이스크림을 사 줬는데 포장지가 잘 안 까졌다. 더워서 빨리 먹고 싶은데, 마음대로 안 되니까 **또** 짜증이 났다. 그래서 혼자 화를 내다가 그만 아이스크림을 바닥에 떨어뜨리고 말았다. 오늘은 아무것도 안 되는 날일까?

그때, 어제 이로가 우리 반 친구에게 솔직했던 모습이 떠올랐다. 이로는 친구가 장난을 치자, "그만해. 나는 간지럼 태우는 것을 싫어하니까 하지 않았으면 좋겠어."라고 조곤조곤 얘기했다. 친구는 바로 사과했다. 불편한 마음을 **있는 그대로** 표현했는데 기분 나빠하지 않았다. 나도 앞으로는 무조건 화부터 내지 않고 왜 불편한지, 어떻게 하면 좋을지 상대방에게 내 감정을 똑똑하게 전달해야겠다.

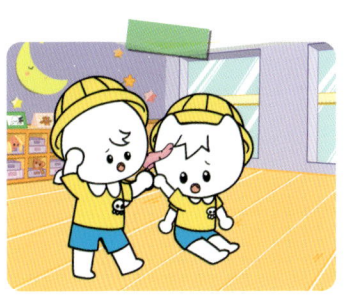

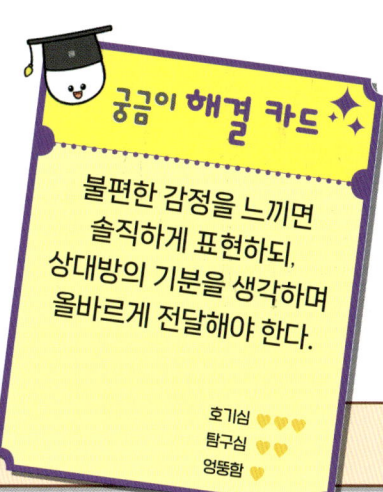

궁금이 해결 카드

불편한 감정을 느끼면 솔직하게 표현하되, 상대방의 기분을 생각하며 올바르게 전달해야 한다.

호기심 💛💛💛
탐구심 💛💛
엉뚱함 💛

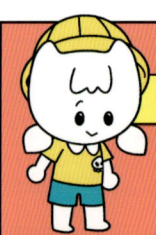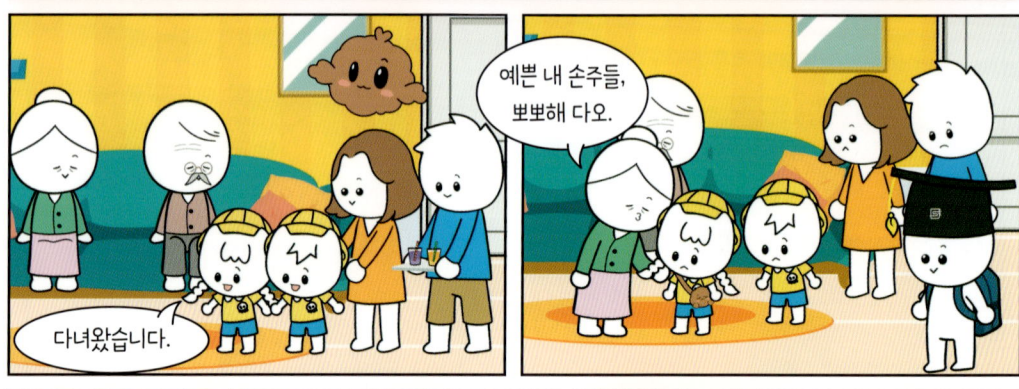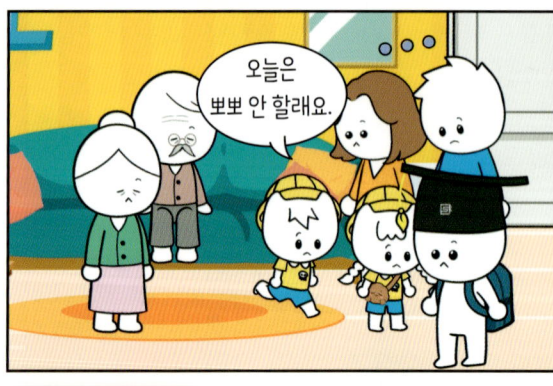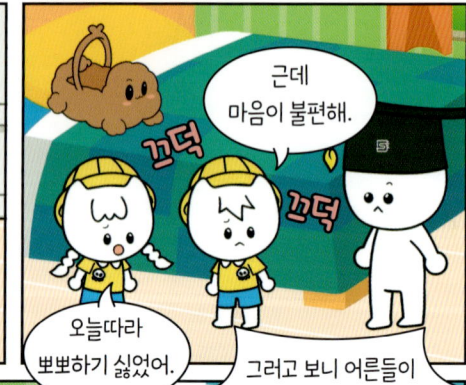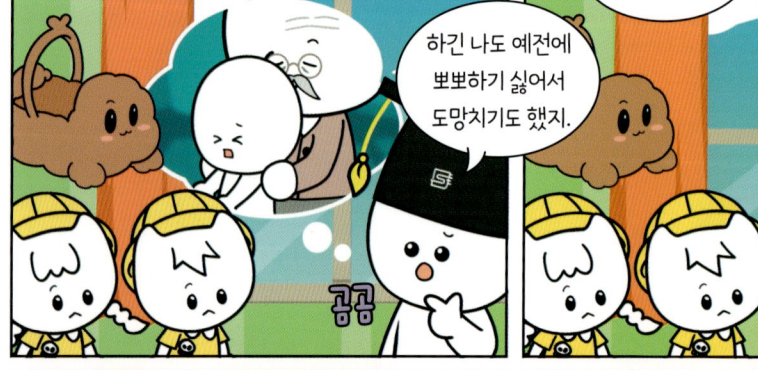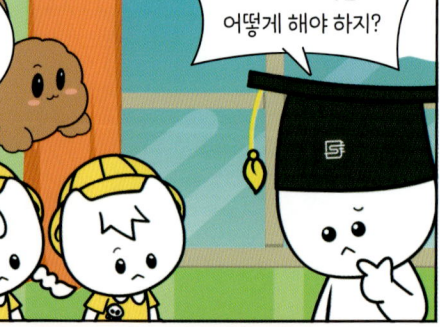

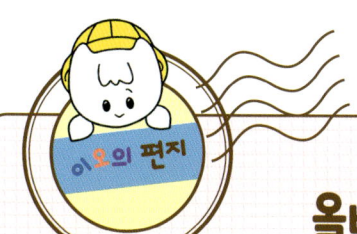

올바른 감정 표현 방법

할머니께

요즘 하루 중 제일 기다리는 때가 언제인지 아세요? 바로 할머니와 같이 있는 시간이에요. 할머니 무릎 위에서 도란도란 이야기를 나누고, 뽀뽀를 할 때면 마음이 포근해지거든요. 그래서 수업이 끝나기만을 기다린답니다.

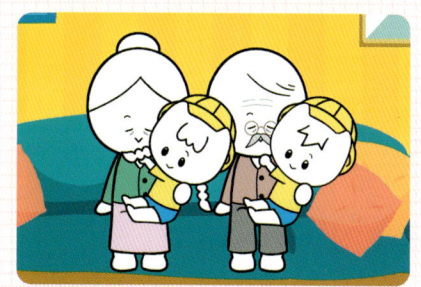

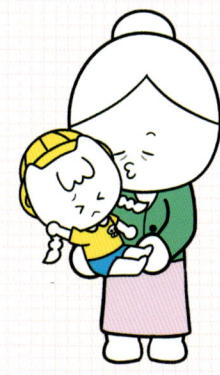

그런데 어제는 할머니와 뽀뽀하기가 싫었어요. 할머니가 속상하실까 봐 말도 못하고 끙끙대는데, 친구도 아빠가 뽀뽀하면 싫을 때가 있대요. 저희 반 선생님은 평소에 좋아하던 것도 갑자기 싫어질 수 있는데, 자연스러운 현상이라고 그러셨어요. 그럴 땐 하고 싶지 않다고 정확히 표현해야 한대요. 어른들은 우리가 귀여워서 하는 행동이지만, 싫다고 말하지 않으면 모를 수 있다고요.

좋거나 싫은 감정을 제대로 표현하는 게 어려울 때가 있어요. 그래도 다음부터는 솔직하게 내 마음을 말할래요. 뽀뽀하기 싫다고 해서 할머니를 사랑하지 않는 것은 아니니까요. 이오는 언제나 할머니를 사랑해요.

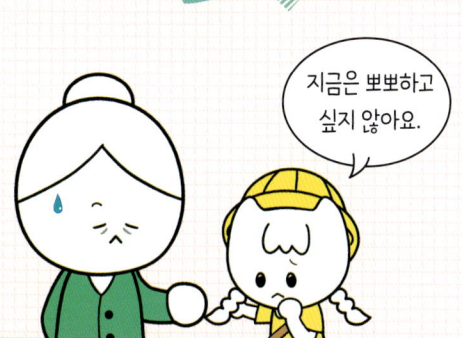

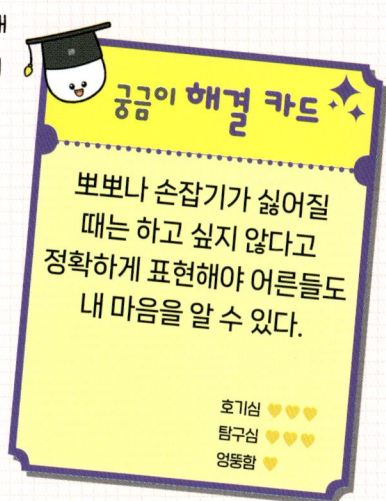

궁금이 해결 카드

뽀뽀나 손잡기가 싫어질 때는 하고 싶지 않다고 정확하게 표현해야 어른들도 내 마음을 알 수 있다.

호기심 ♥♥♥
탐구심 ♥♥♥
엉뚱함 ♥

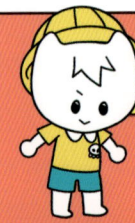
부모님은 나보다 동생을 더 사랑할까? #감정 표현 #독립

흥, 칫, 뿡~ 나만 뭐든 스스로 하래!

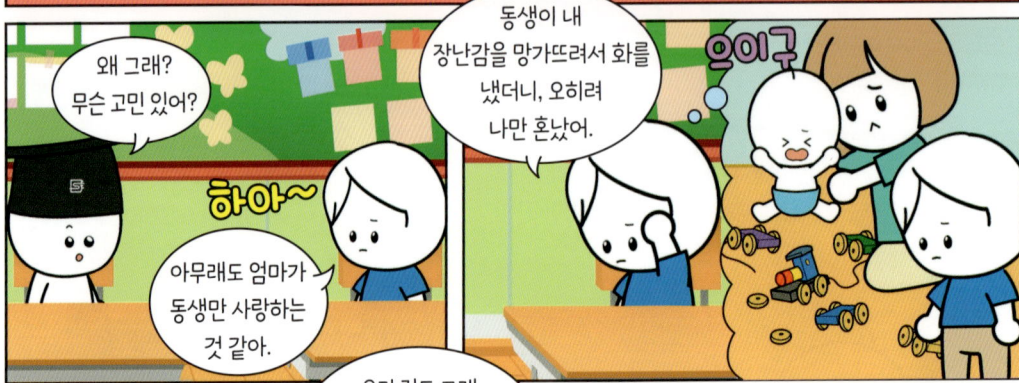
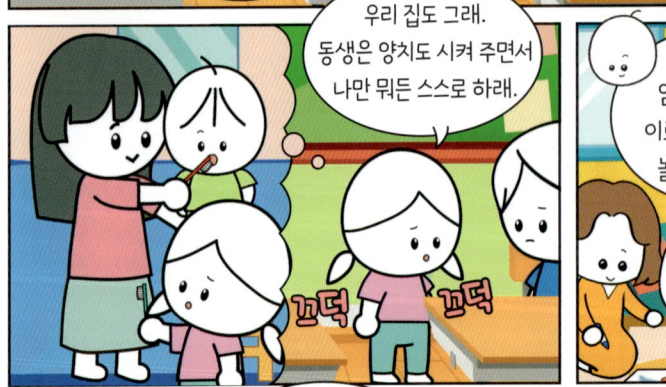
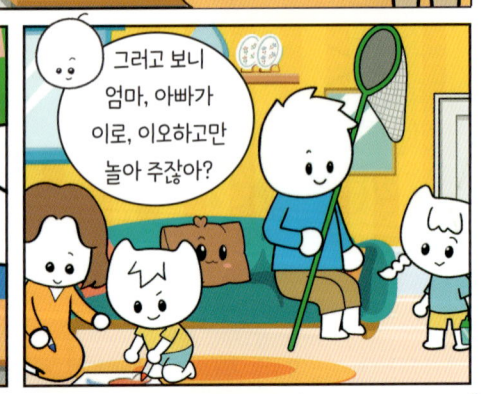
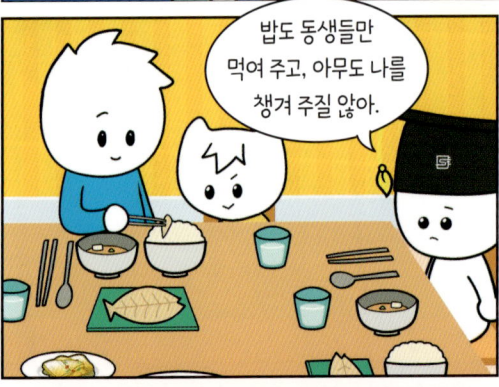
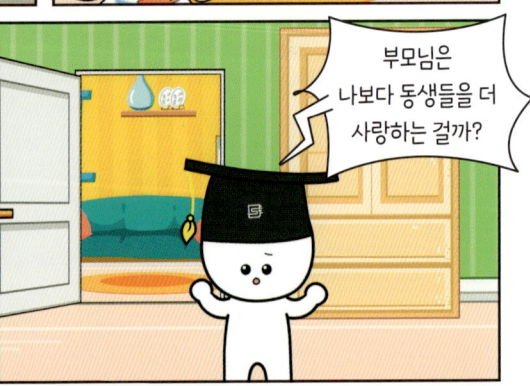

 우리 아빠가 열 손가락 깨물어서 안 아픈 손가락 없댔어.
피자도 아니고, 사랑을 어떻게 똑같이 나눌 수 있겠어. 동생을 더 사랑하는 게 확실해!

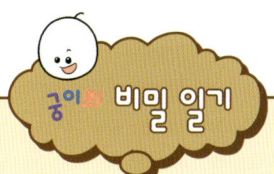

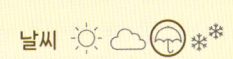

제목: 나도 사랑받고 싶어!

점심시간에 친구들과 모여 이야기를 나누었다. 그런데 **이럴 수가!** 모두 똑같은 고민을 하고 있었다. 부모님이 동생만 사랑하는 것 같다는 내 말에 여기저기서 불만이 터져 나왔다. 동생은 잘못을 해도 안 혼내고, 같이 숙제도 봐주고, 씻는 것까지 도와주는데 우리는 챙겨 주질 않는다면서 말이다. 도대체 왜 그런 걸까?

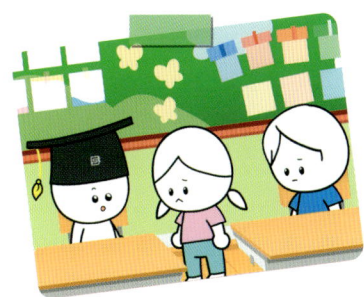

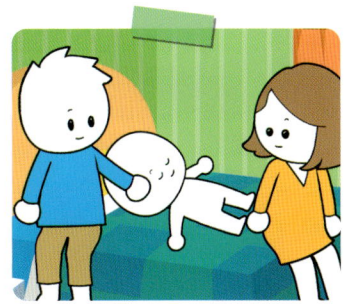

생각할수록 너무 속상한 나머지 저녁밥도 먹기 싫었다. 먹는 둥 마는 둥 하고 방으로 왔는데 엄마, 아빠가 따라 들어오셨다. 내가 엄마, 아빠는 이로, 이오만 사랑하는 것 같다고 말했더니 깜짝 놀라셨다. 그러면서 내가 동생들만큼 어렸을 때도 무엇이든 도와주고 보살펴 주셨다고 했다. **동생들이** 어려서 혼자 할 수 있는 일이 적기 때문에 더 챙기는 것일 뿐 사랑하는 마음은 똑같다고 말이다.

재미있는 사실도 하나 알게 되었다. 이로와 이오는 내가 혼자 잠자리도 잡고, 할머니 댁에 갈 수 있어서 부럽다고 했다. 심지어 엄마, 아빠가 나를 더 좋아하는 줄 알았다나? 혼자서 할 수 있는 일이 많아서 좋을 때도 있지만 가끔 서운해진다는 사실을 모르나 보다. 사랑을 받을수록 더 받고 싶은 난 욕심쟁이일까?

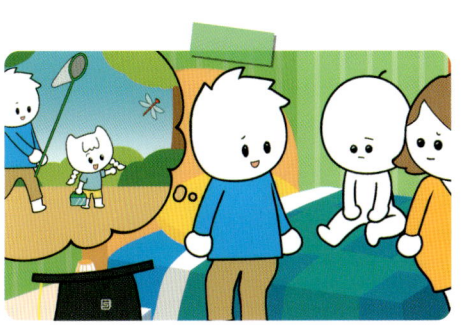

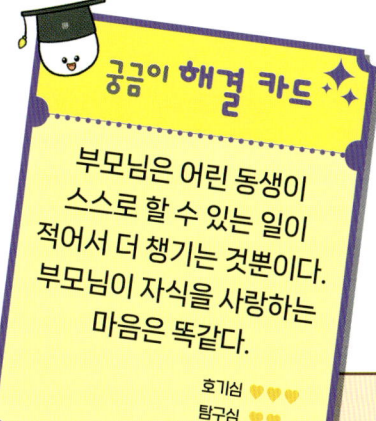

궁금이 해결 카드

부모님은 어린 동생이 스스로 할 수 있는 일이 적어서 더 챙기는 것뿐이다. 부모님이 자식을 사랑하는 마음은 똑같다.

호기심 💛💛💛
탐구심 💛💛
엉뚱함 💛

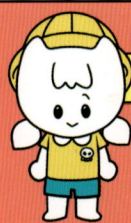

#성 역할 #자기다움

남자는 파란색, 여자는 분홍색이라고?

남자와 여자가 좋아하는 색깔이 정해져 있을까?

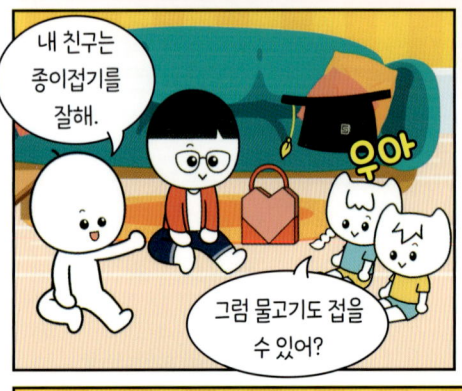
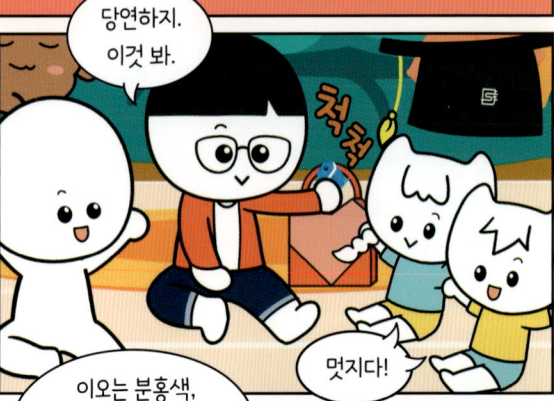
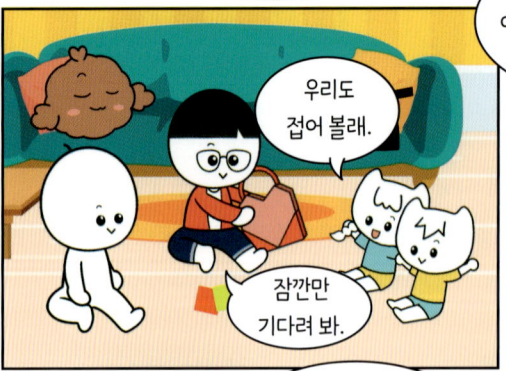
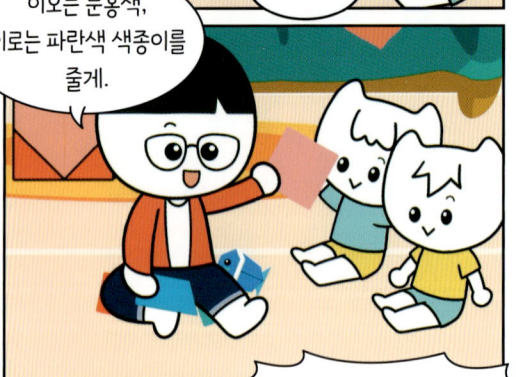
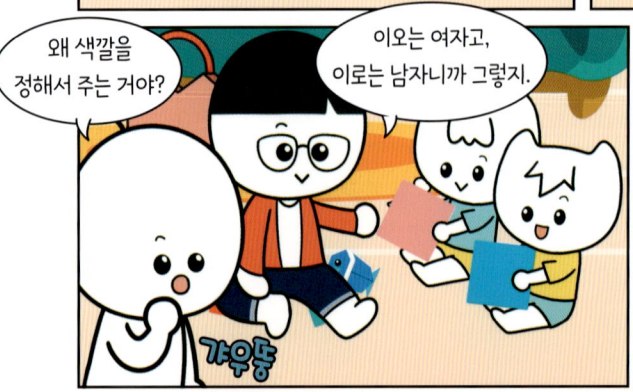
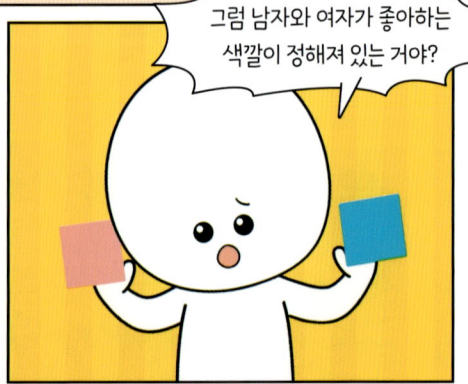

 우리 언니는 여자인데 파란색을 좋아하던데….

그럼 초록색이나 흰색은 남자 색이야, 여자 색이야?

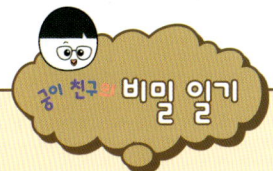

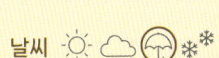

제목 나도 모르게 왜 그랬을까?

오늘 궁이네 집에 놀러 가서 귀여운 동생들을 만났다. 내가 종이접기를 할 때마다 초롱초롱한 눈으로 바라보는데 어깨가 **으쓱**했다. 그러다 종이접기를 같이 하려고 이오에게 분홍색 색종이, 이로에게 파란색 색종이를 주었다. 그런데 이로가 분홍색으로 바꿔 달라고 했다. 분홍색을 좋아하는 남자아이라니, 신기했다.

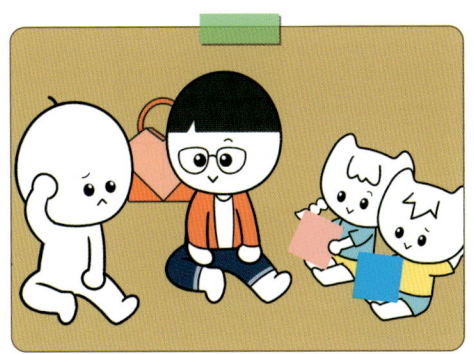

아뿔싸! 나도 모르게 남자 물건은 파란색, 여자 물건은 분홍색이어야 한다고 생각해 버린 것 같다. 대체 왜 그랬을까?

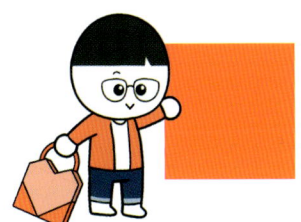 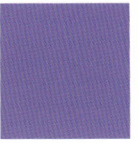 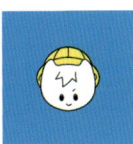  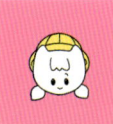

남자 ≠ 파란색   여자 ≠ 분홍색

코코는 나한테 어떤 색깔을 좋아해도 이상하지 않다고 했다. 색깔은 색깔일 뿐, **누구든지** 마음에 드는 것을 고르면 된다면서 말이다. 앞으로 종이접기를 할 때 색종이는 친구들이 원하는 색깔로 나눠 주어야겠다.

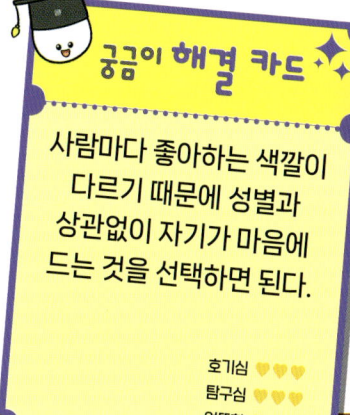

궁금이 해결 카드

사람마다 좋아하는 색깔이 다르기 때문에 성별과 상관없이 자기가 마음에 드는 것을 선택하면 된다.

호기심 ♥♥♥
탐구심 ♥♥♥
엉뚱함 ♥

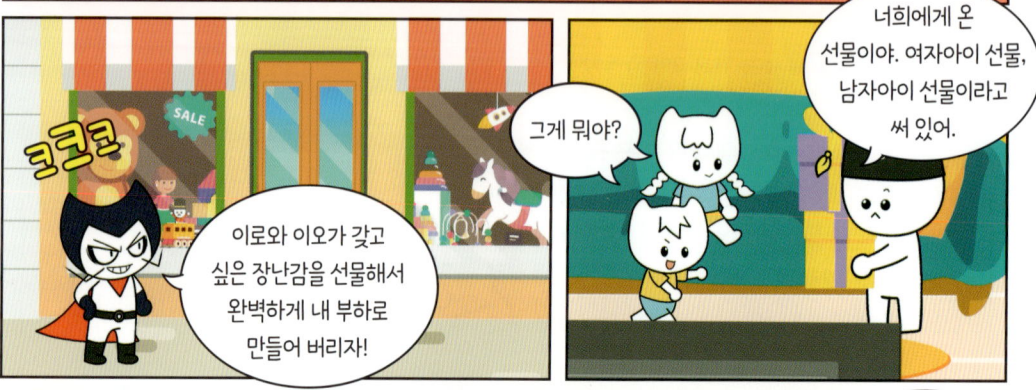

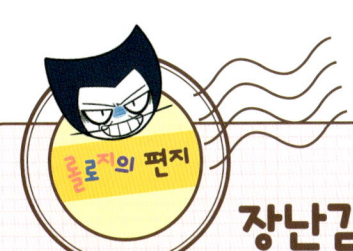

장난감을 선택할 때 주의할 점

이로, 이오에게

나는 깜짝 선물을 보낸 롤로지다. 내가 보낸 선물을 마음에 들어하지 않다니, 속상하구나. 이럴 줄 알았으면 장난감 가게 점원의 말을 듣는 게 아니었는데…. 용서하지 않으리! 사람들은 자기도 모르게 남자아이라면 공룡이나 로봇, 여자아이는 인형이나 주방 놀이를 좋아한다고 생각한다더구나.

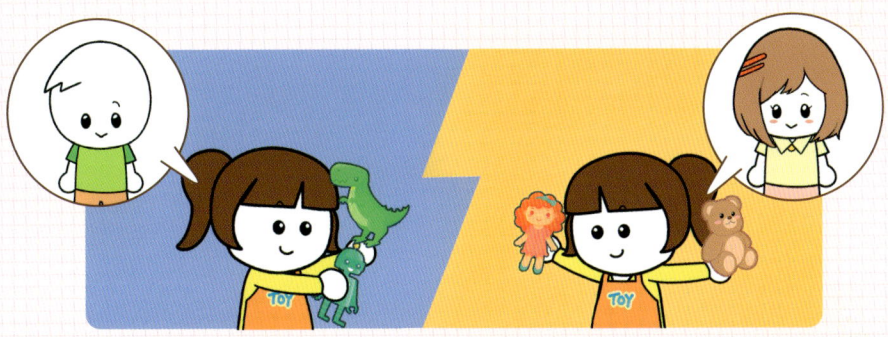

하지만 이로가 곰 인형을 더 좋아하고, 이오도 블록을 가지고 싶은 것처럼 남자용 장난감, 여자용 장난감은 따로 정해져 있지 않다는 사실을 이제서야 깨달았다.

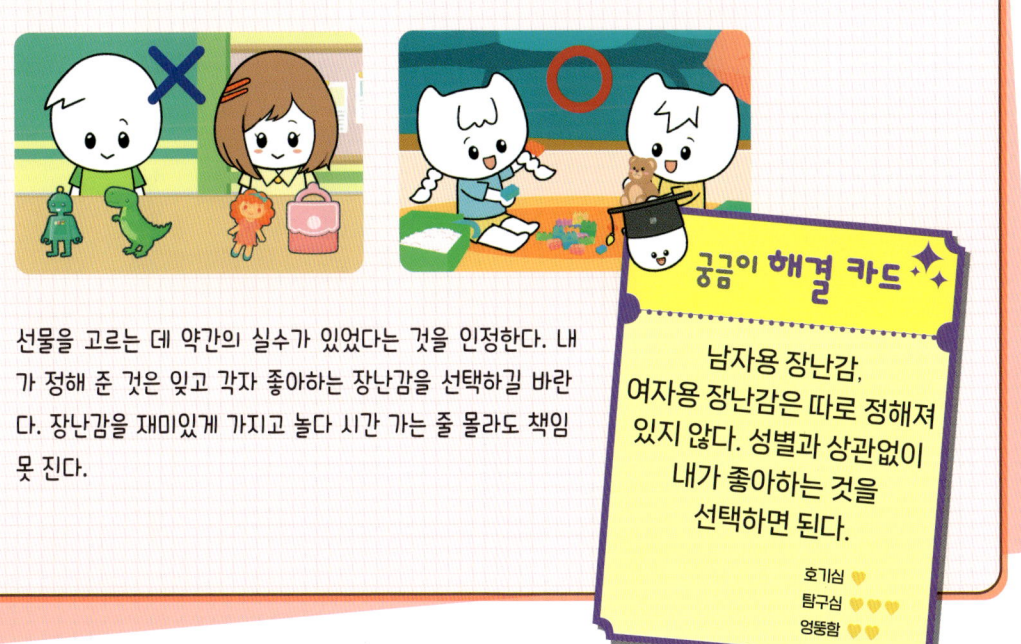

선물을 고르는 데 약간의 실수가 있었다는 것을 인정한다. 내가 정해 준 것은 잊고 각자 좋아하는 장난감을 선택하길 바란다. 장난감을 재미있게 가지고 놀다 시간 가는 줄 몰라도 책임 못 진다.

궁금이 해결 카드

남자용 장난감, 여자용 장난감은 따로 정해져 있지 않다. 성별과 상관없이 내가 좋아하는 것을 선택하면 된다.

호기심 ♥
탐구심 ♥♥♥
엉뚱함 ♥♥

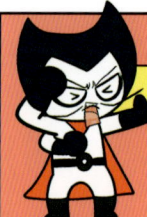

남자와 여자가 잘할 수 있는 운동이 따로 있을까?　　#성 역할　#자기다움

남자는 합기도, 여자는 발레라고?

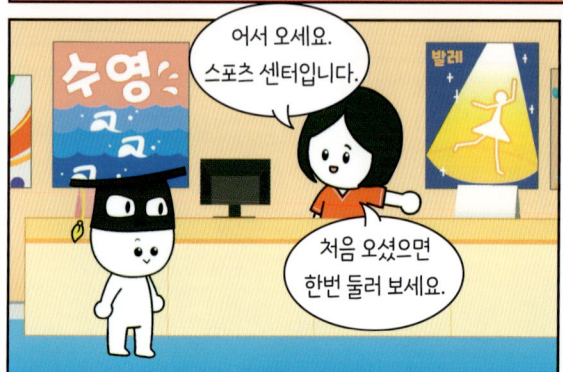

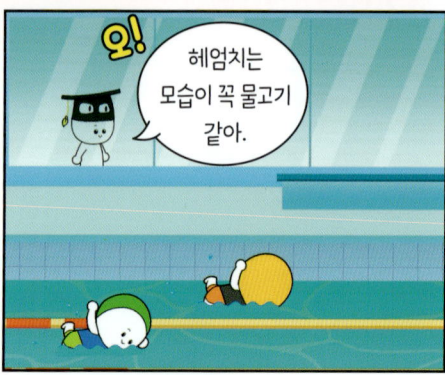

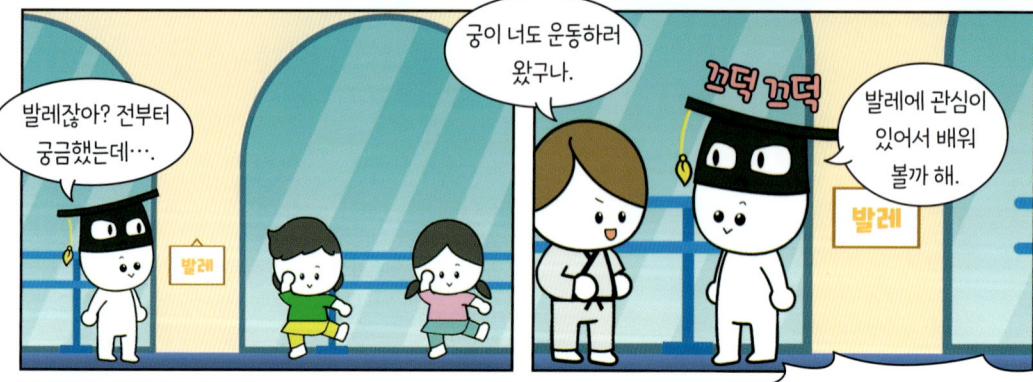

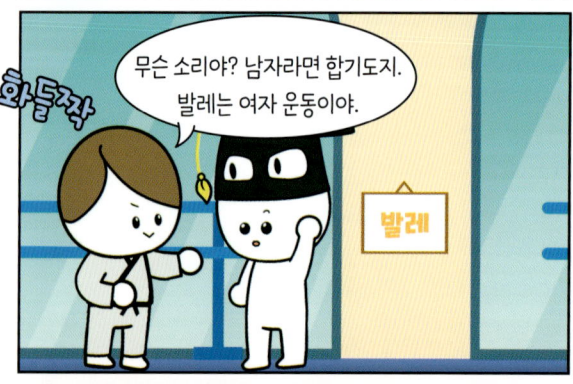

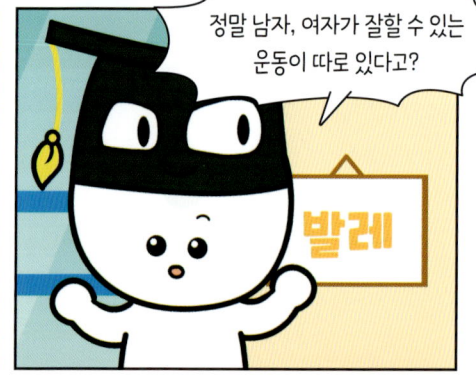

 내가 다니는 태권도장도 남자가 훨씬 많아.

우리 형은 요가 학원에 다니는걸?

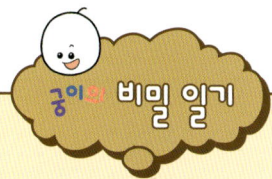

제목: 내가 하고 싶은 운동을 할 거야!

여름 방학이 시작되어 스포츠 센터에 갔다. 배드민턴, 수영 등 재미있는 수업이 많았다. 나는 그중에서 동작이 아름답고 스트레칭도 할 수 있는 발레를 배우고 싶었다. **그런데** 그곳을 먼저 다니던 친구는 합기도를 추천했다. 맨손으로 하는 합기도야말로 남자가 잘할 수 있는 운동이라면서…. 나는 발레를 배우고 싶은데, 남자니까 합기도를 해야 하는 걸까?

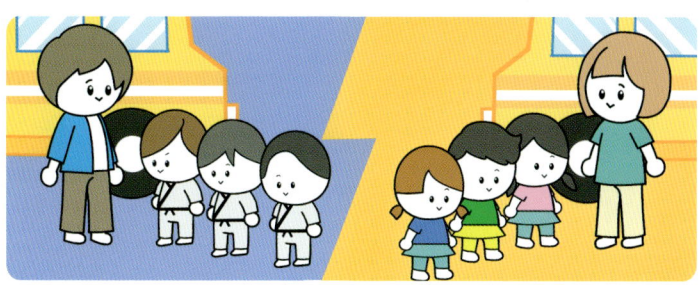

또 다른 친구는 '편견'을 버리라고 했다. 주변에서 많은 남자아이들이 합기도를 하고, 여자아이들은 발레를 배우는 모습을 봐서 **한쪽으로** 치우친 생각이 든 거라나? 그 친구가 다니는 발레 교실에는 남자도 많다고 했다. 게다가 발레를 직업으로 삼는 남자인 발레리노도 있다고 알려 주었다.

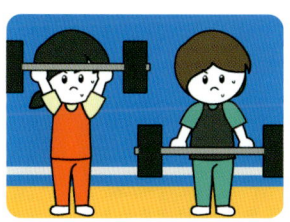 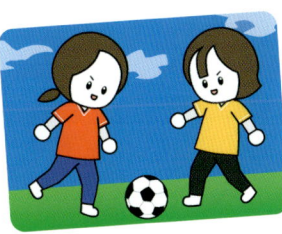

힘을 쓰고 강한 운동은 남자만 잘한다는 생각도 잘못됐다고 했다. 합기도를 잘하는 여자 선수들이 많은 것처럼, 성별에 상관없이 **자기가** 즐겁게 할 수 있는 운동을 하면 되는 거였다. 다행이다! 내일부터 발레 수업받을 생각을 하니 벌써부터 신난다. 열심히 다녀야지.

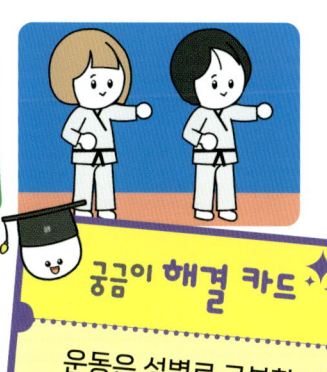

궁금이 해결 카드

운동은 성별로 구분할 수 없고, 내가 즐겁게 할 수 있는 것을 선택하면 된다.

호기심 ♥♥
탐구심 ♥♥
엉뚱함 ♥

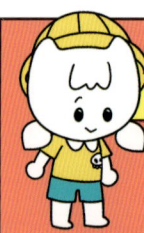 남자와 여자에게 맞는 직업이 정해져 있을까? #성역할 #자기다움

직업 체험관에 갔어요

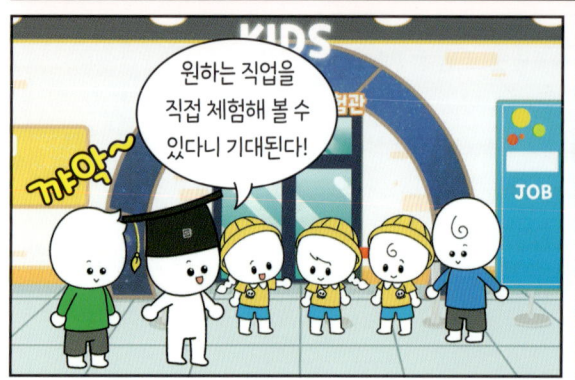
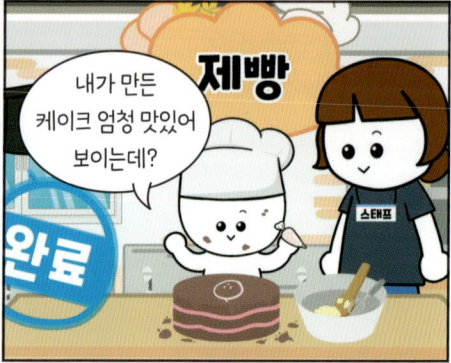
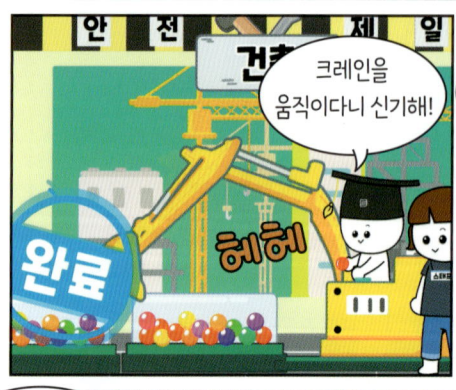
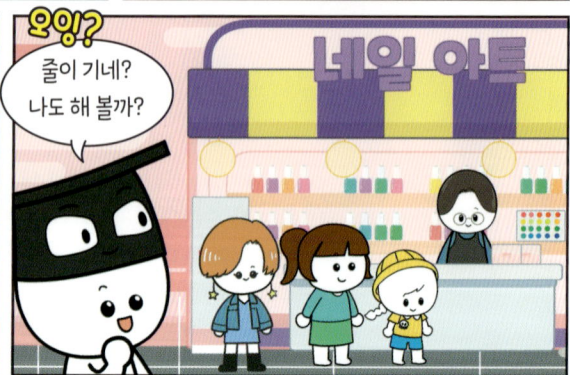
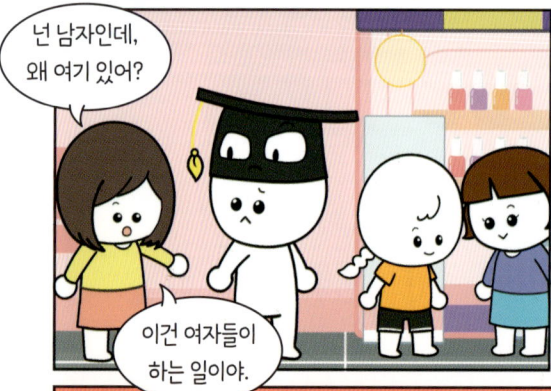
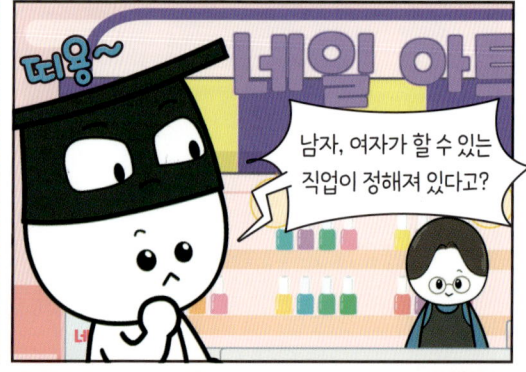

 군인은 남자가 많고, 간호사는 여자가 많잖아. 무슨 이유가 있지 않을까?

우리 엄마는 군인이고, 아빠는 간호사야.

네일 아티스트와 함께하는 직업 탐구

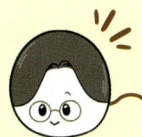

안녕? 나는 네일 아티스트야.

손톱, 발톱을 건강하고 개성 있게 관리해 주는 일을 하지.
가끔씩 사람들이 놀랄 때가 있는데, 내가 남자이기 때문이래.
손톱을 예쁘게 만드는 데 남자인지 여자인지가 중요할까?

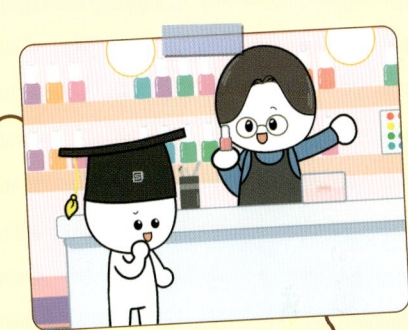

나는 어릴 때부터 무언가 꾸미는 것을 좋아했어. 그러다 이 직업을 알게 됐지. 사실 네일 아티스트는 남자보다 여자가 많긴 하지만, 남자가 적다고 해서 여자만 할 수 있는 건 아니야. 어떤 직업을 남자가 하는 일, 여자가 하는 일이라고 생각한다면 우리가 **무심코** 사용했던 단어 때문이 아닐까? '간호사 누나', '군인 아저씨' 같은 말들 말이야.

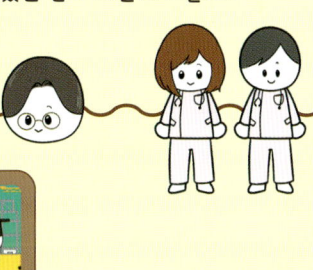

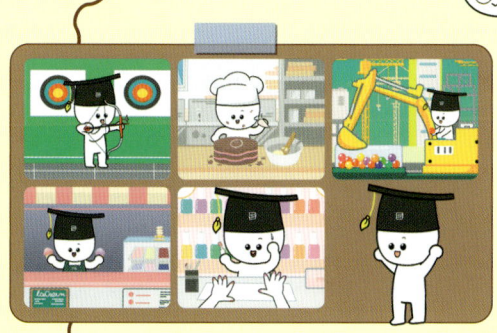

직업을 정할 때 성별은 중요하지 않아. 내가 하고 싶은 일을 선택하면 되는 거야. 하지만 무엇을 원하는지 잘 모르겠다면 **좋아하는** 과목이나 취미를 살펴봐. 관심 있는 분야가 생길 수도 있거든. 너희들도 좋아하는 일을 꼭 찾길 바라!

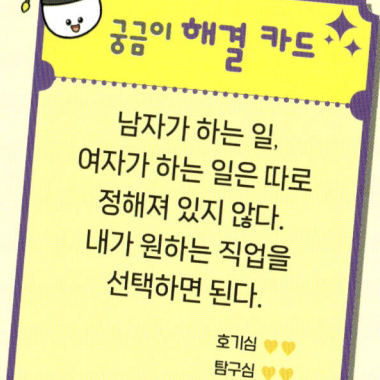

궁금이 해결 카드

남자가 하는 일,
여자가 하는 일은 따로
정해져 있지 않다.
내가 원하는 직업을
선택하면 된다.

호기심 ♥♥
탐구심 ♥♥
엉뚱함 ♥♥

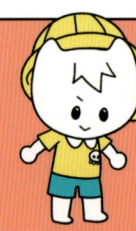

'남자답다', '여자답다'라는 것은 무엇일까? #성 역할 #자기다움

알쏭달쏭 남자다움, 여자다움의 정체

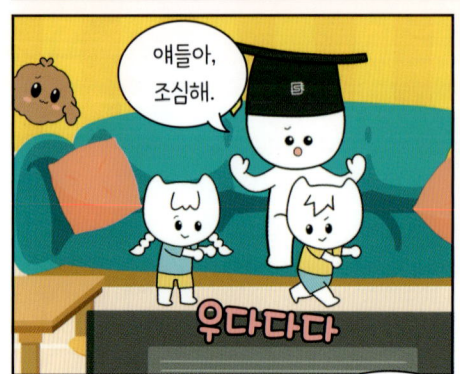

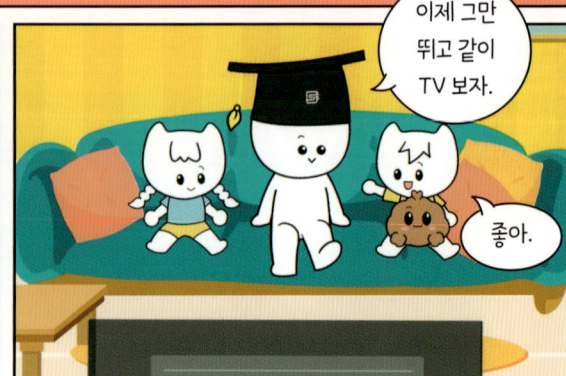

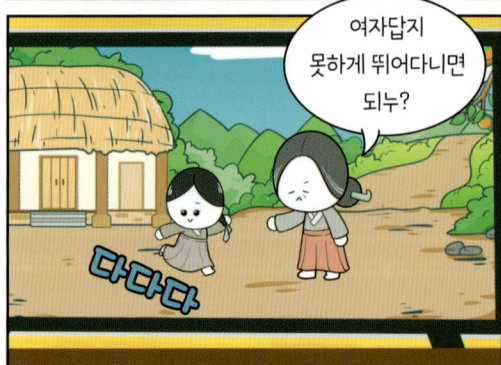

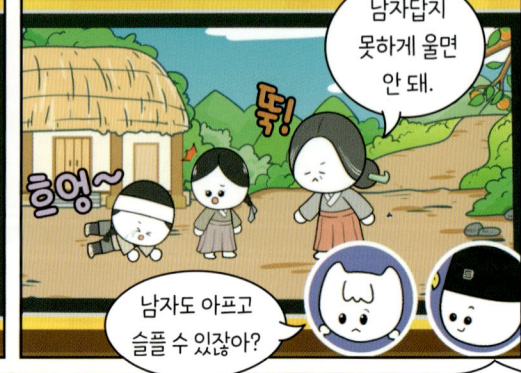

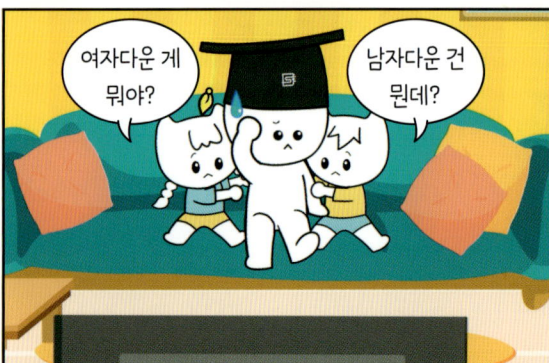

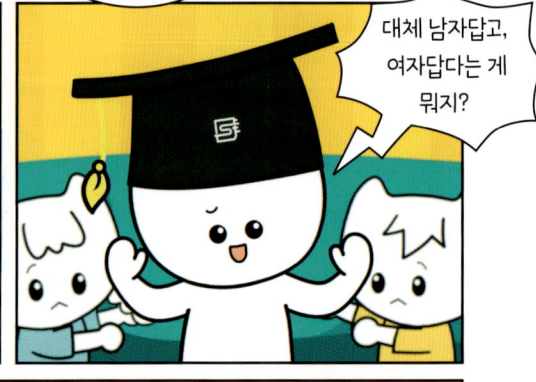

 내 짝꿍은 여자인데 머리도 짧고, 축구를 좋아해서 가끔 여자답지 않다고 생각했어.

나는 목소리가 작아서 왜 이렇게 남자답지 못하냐는 말을 많이 들었어.

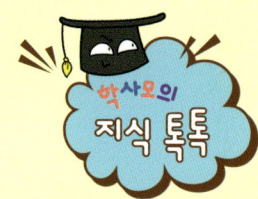

성별에 따른 특징

'남자다움'과 '여자다움'은 예로부터 남자, 여자에게 기대했던 특징이야. 남자라면 악당을 무찌르는 영웅같이 씩씩해야 하고, 여자는 공주처럼 예쁘고 상냥해야 한다는 뜻이지.

🗨 남자다움, 여자다움은 왜 생겼을까?

옛날에는 농사를 짓는 사람들이 많았어. 땅을 일궈 곡식을 심고 거두는 일은 주로 남자가 하고, 여자는 집안일을 했지. 자연스럽게 남자와 여자의 역할이 나뉘게 된 거야. 남자는 일 년 농사를 책임져야 하기 때문에 강해야 하고, 여자는 아이들을 키우며 살림을 해야 해서 얌전한 모습이 당연하다고 여겼어.

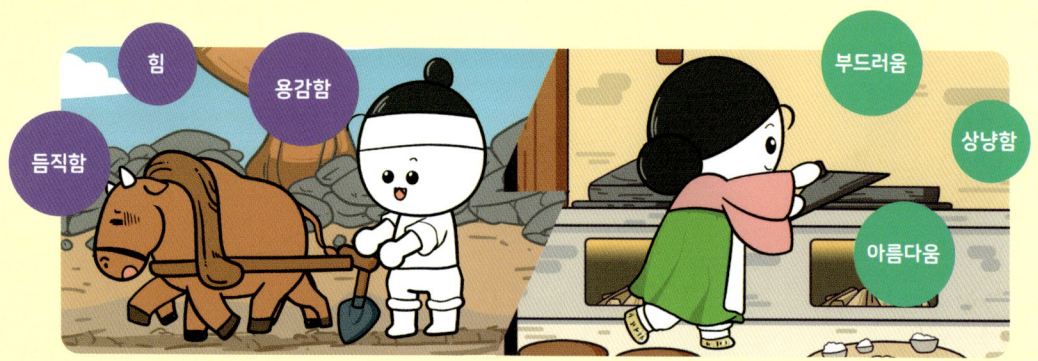

🗨 지금도 남자다움, 여자다움이 꼭 필요할까?

옛날과 달리 여자들의 사회 활동이 늘어나면서 남자와 여자의 일을 구분할 필요가 없어졌지. 남자도 슬프면 울 수 있고, 여자가 힘센 일을 해도 이상하지 않아. 그것보다는 '나다움'이 중요해진 거야.

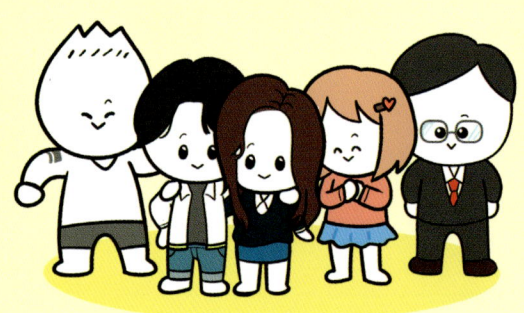

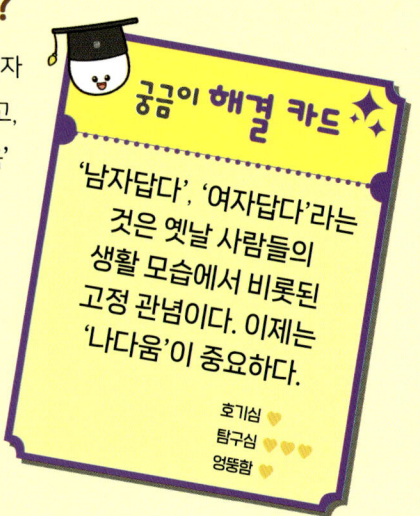

궁금이 해결 카드

'남자답다', '여자답다'라는 것은 옛날 사람들의 생활 모습에서 비롯된 고정 관념이다. 이제는 '나다움'이 중요하다.

호기심 ♥
탐구심 ♥♥♥
엉뚱함 ♥

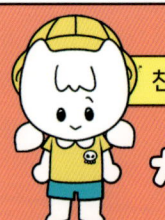

친하지만, 우리는 서로 달라!

친구의 마음은 왜 나와 다를까?   #친구 관계 #차이와 존중

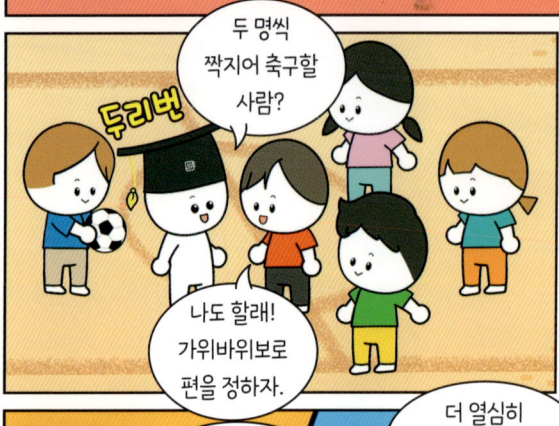
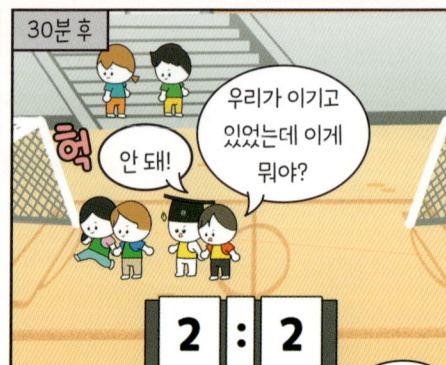
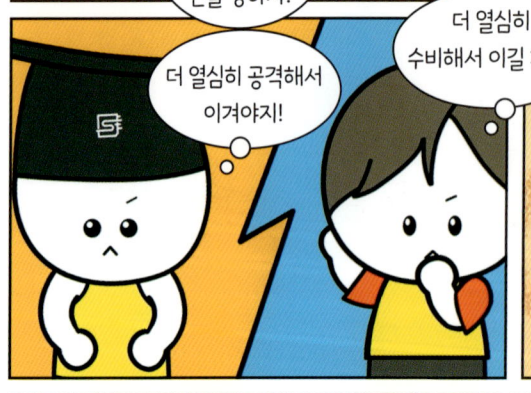
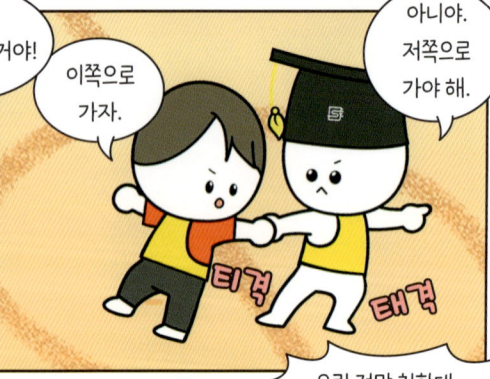
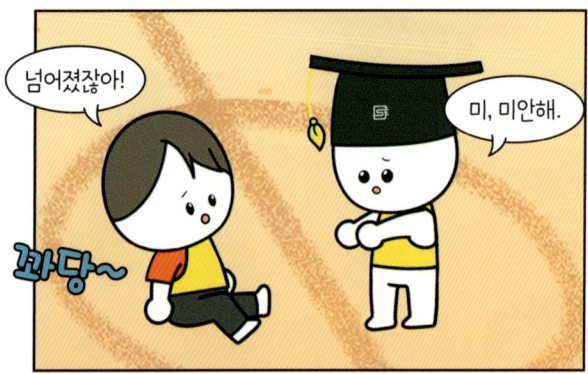
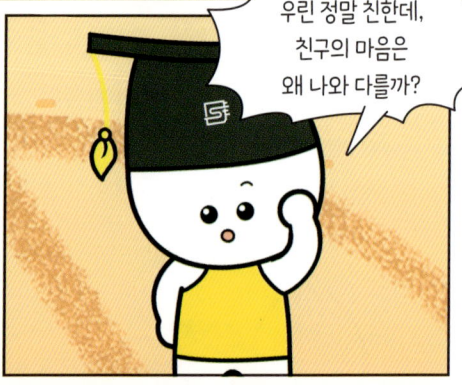

 친한 친구라면 말하지 않아도 척척 통해야지.

우리 엄마도 내 마음을 모르는데, 어떻게 친구가 알 수 있겠어?

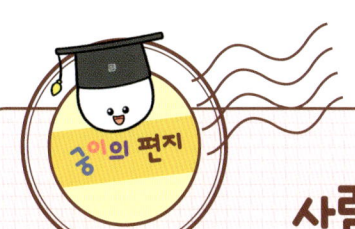

사람의 마음이 다른 이유

내 축구 짝꿍에게

오늘 축구를 하면서 참 속상했어. 너도 그랬지? 평소 좋아하는 음식도 같고 닮은 점도 많은데 마음이 다를 수 있다는 게 놀라웠어. 나는 당연히 너도 공격을 할 줄 알았거든. 그래서 공을 패스받을 만한 위치로 간 다음 골을 넣으려는데, 너는 상대 팀 선수가 우리 쪽 골대 가까이 있어 공이 들어가는 것을 막아야 된다고 생각했지.

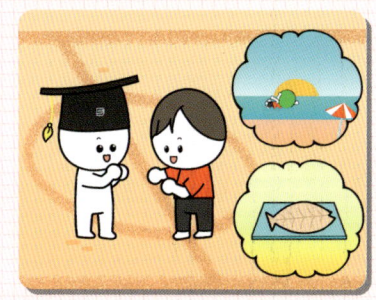

아무리 친한 친구 사이라도 이야기를 나누지 않으면 마음을 알 수 없다는 사실을 이번에 깨달았어. 다른 친구와 놀 때는 아마 더 그렇겠지? 나는 달리기를 하고 싶은데 다른 친구는 피구를 원하는 것처럼 잘하거나 좋아하는 일이 다를 수 있잖아. 그땐 내가 좋아하는 것만 고집하지 않고, 친구를 이해하려고 노력할 거야.

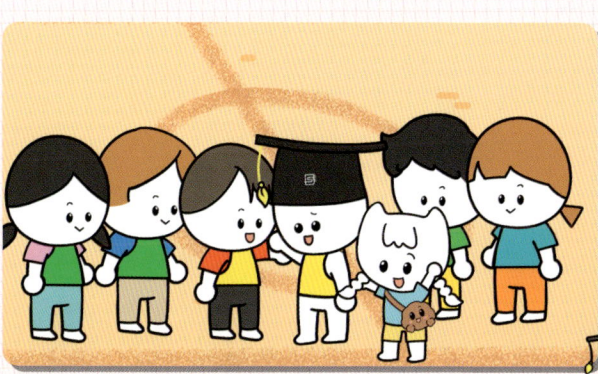

앞으로는 내 생각을 분명하게 말하고, 너의 이야기에도 귀 기울일게. 그러면 다툴 일이 훨씬 줄어들 거야. 다음 시합에선 똘똘 뭉쳐 우리의 우정을 보여 주자. 파이팅!

궁금이 해결 카드

아무리 친한 친구라도 잘하거나 좋아하는 것이 다르고, 생각도 다를 수 있기 때문에 서로 이해하는 자세가 필요하다.

호기심 ♥♥♥
탐구심 ♥♥♥
엉뚱함 ♥

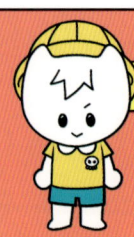 친구와 어떻게 놀아야 할까? #친구 관계 #규칙과 예의

3, 2, 1! 이로와 이오의 장난감 전쟁

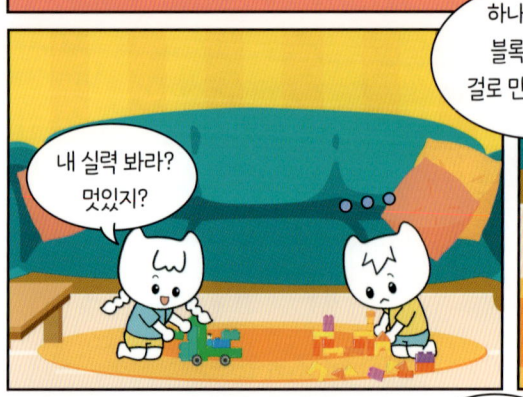

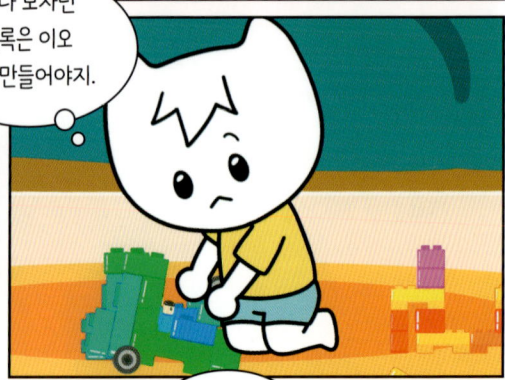

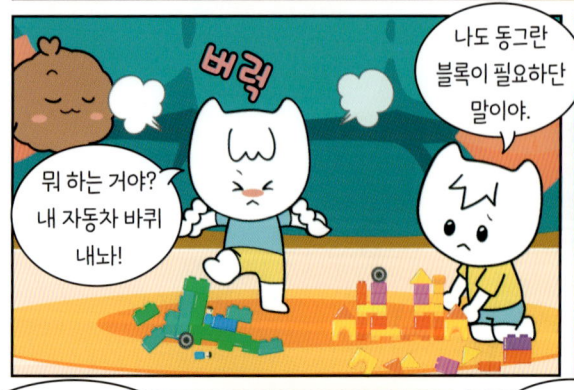

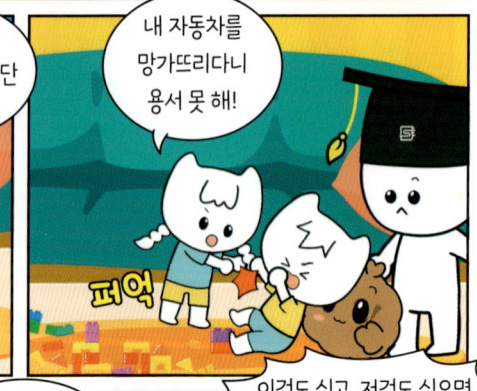

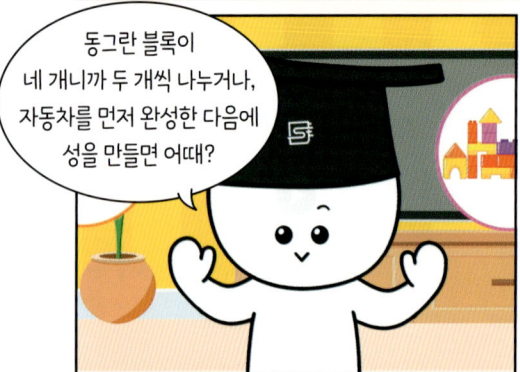

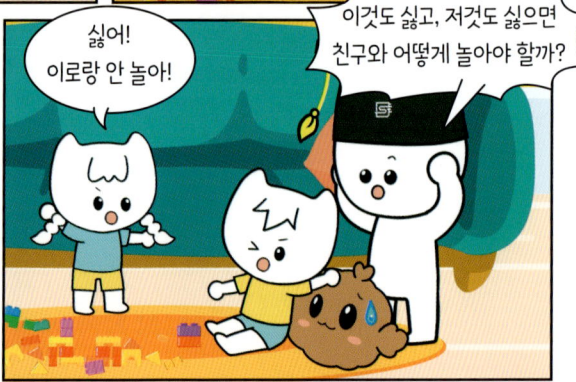

 친구가 함부로 행동하면 같이 놀기 싫어.

친한 사이니까 내 마음대로 할래.

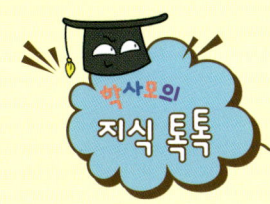
친구 사이에 필요한 규칙과 예의

친구의 말을 중간에 끊거나 약속 시간을 여러 번 어기면 어떻게 될까? 금세 멀어지고 말겠지. 친구와 놀 때도 마찬가지야. 놀이에 참여하는 사람들이 모두 즐겁기 위해선 서로 지켜야 할 규칙과 예의가 있어.

🗨 친구와 놀 때 지켜야 할 규칙에는 무엇이 있을까?

첫째, 같이 놀다가 어느 순간 지루하거나 불편해진다면 친구에게 그만하자고 말해. 표현하지 않으면 친구는 내가 어떤 생각을 하는지 알 수 없어.

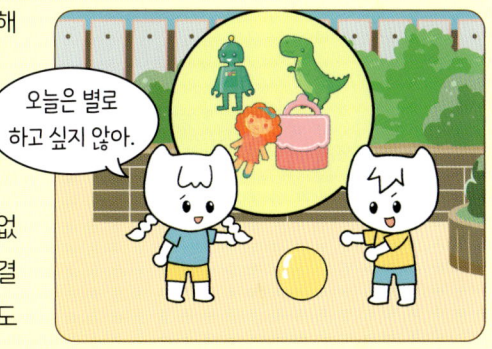

둘째, 나에게 재미있는 놀이지만 친구는 재미없다고 느낄 수 있어. 억지로 놀이를 계속한다면 결국 다툼이 일어나고 말 거야. 그럴 땐 아쉽더라도 그만두고 새로운 놀이를 찾아보는 것이 좋아.

셋째, 친구가 하는 말을 무조건 들어줄 필요는 없어. 친구의 이야기에 귀 기울이는 것도 좋지만, 내 마음도 중요한 만큼 서로 조금씩 양보하는 태도가 필요해.

🗨 친구와 놀 때 지켜야 할 예의에는 무엇이 있을까?

같이 놀다가 기분이 나쁘다고 친구를 밀치거나 때리면 안 돼. 귀엽다고 친구 볼을 꼬집는 행동도 옳지 않아. 다른 사람의 몸에 함부로 손을 대는 것은 실례이기 때문에 대화로 문제를 풀도록 하자.

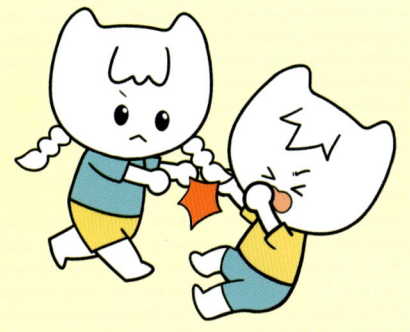

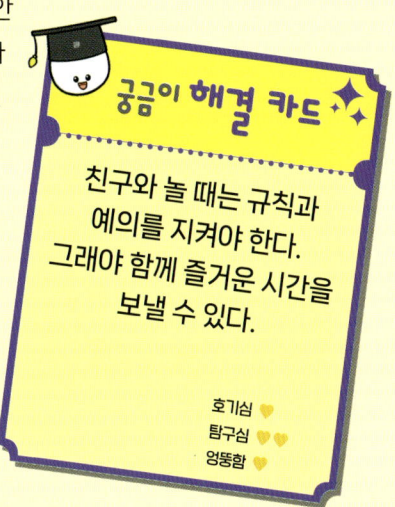

궁금이 해결 카드

친구와 놀 때는 규칙과 예의를 지켜야 한다. 그래야 함께 즐거운 시간을 보낼 수 있다.

호기심 ♥
탐구심 ♥♥
엉뚱함 ♥

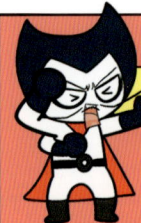

좋아서 뽀뽀했는데 잘못한 걸까? #성예절 #차이와존중

헉, 뽀뽀 요정이 나타났다!

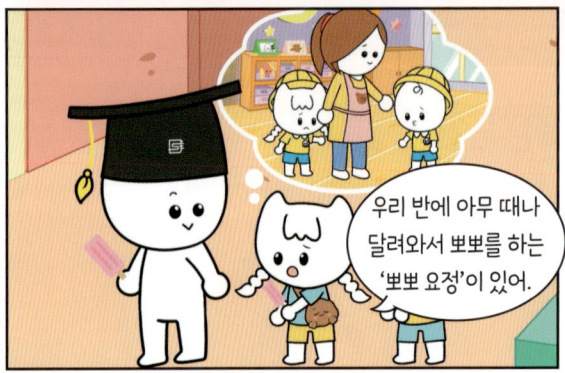
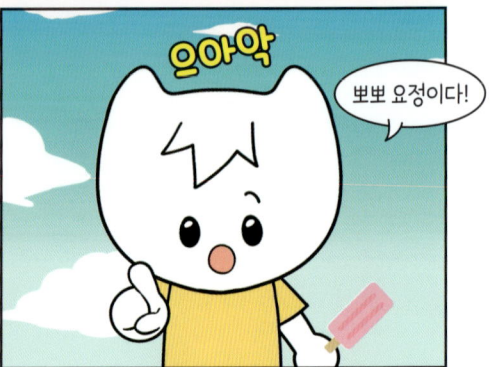
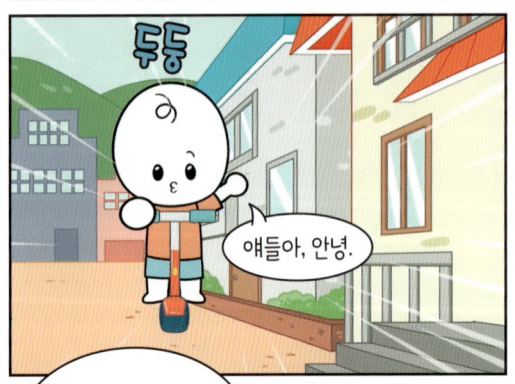
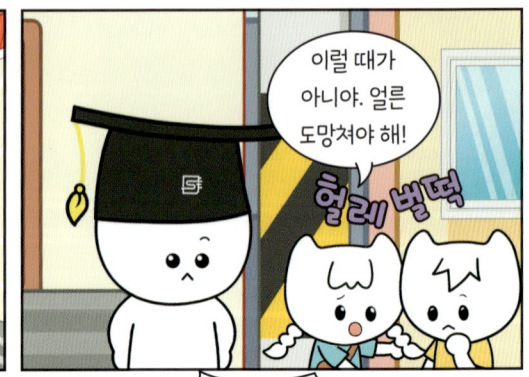
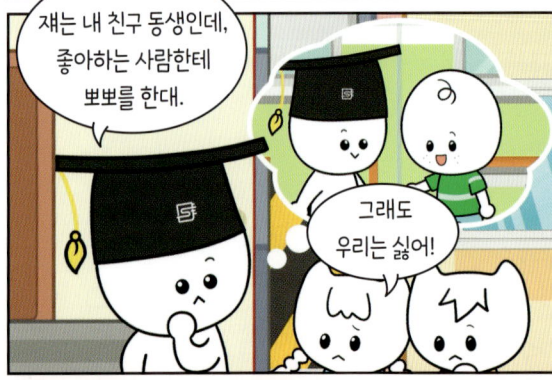
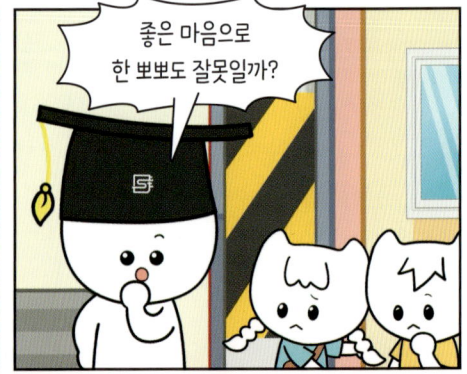

 아무리 좋아하는 사람이라도 내 허락 없이 만지는 건 싫어.

아끼는 물건에 이름표를 붙이는 것처럼 좋아하니까 뽀뽀하는데 그게 나빠?

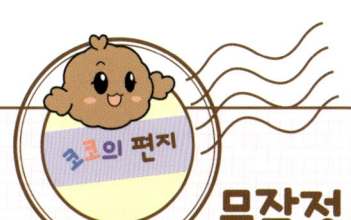

무작정 뽀뽀를 하면 안 되는 이유

뽀뽀 요정에게

네가 그 유명한 뽀뽀 요정이라면서? 길가에 핀 꽃, 공원에 산책 나온 강아지까지 좋아하는 것이라면 무엇이든 뽀뽀한다고 들었어. 하지만 네가 하는 행동을 다른 사람도 무조건 좋아하진 않아. 예를 들어 풍선을 안고 터뜨리는 놀이가 아무리 재미있어도 친구가 서로 안는 것을 싫어한다면 하지 못하는 것처럼 말이야.

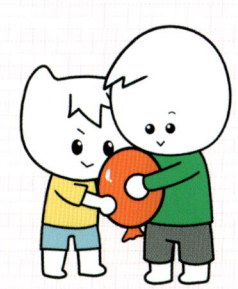

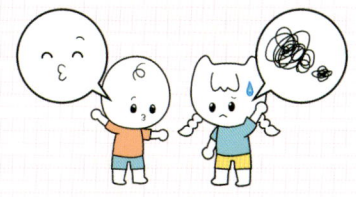

넌 친구가 좋아서 뽀뽀했지만 뽀뽀를 받는 친구는 부담스러울 수 있어. 친구의 마음은 나와 다를 수 있으니 꼭 먼저 물어봐야 해. 너를 위해 친구와 놀 때 지켜야 할 성 예절에 대해 몇 가지 알려 줄게.

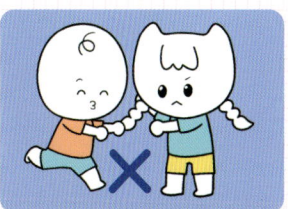
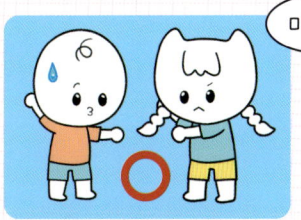
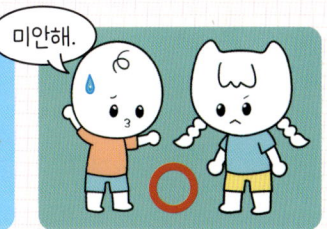

첫째, 몸을 이용해서 놀 때 친구가 확실하게 허락하지 않으면 만져선 안 돼.

둘째, 친구가 만지지 말라고 거절하면 바로 멈춰야 해.

셋째, 내가 한 행동을 친구가 싫어한다면 사과를 해야 해.

누군가 좋아지면 손을 잡거나 뽀뽀하고 싶은 마음이 생기지. 하지만 그만큼 상대방의 감정도 존중한다면 예전보다 너를 좋아하는 친구들이 훨씬 늘어날 거야. 날 믿어!

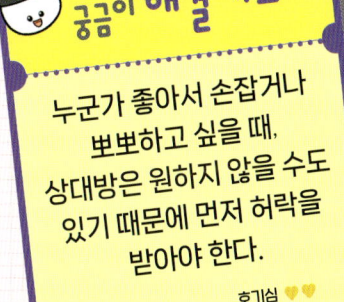

궁금이 해결 카드

누군가 좋아서 손잡거나 뽀뽀하고 싶을 때, 상대방은 원하지 않을 수도 있기 때문에 먼저 허락을 받아야 한다.

호기심 💛💛
탐구심 💛
엉뚱함 💛💛💛

Part 4.

아무 생각 없이 한 행동인데 가족이나 친구가 깜짝 놀란 적 있니?
뜻밖의 반응에 너도 머쓱했을 거야.
아무리 친한 사이에도 지켜야 할 규칙과 예의가 있어.

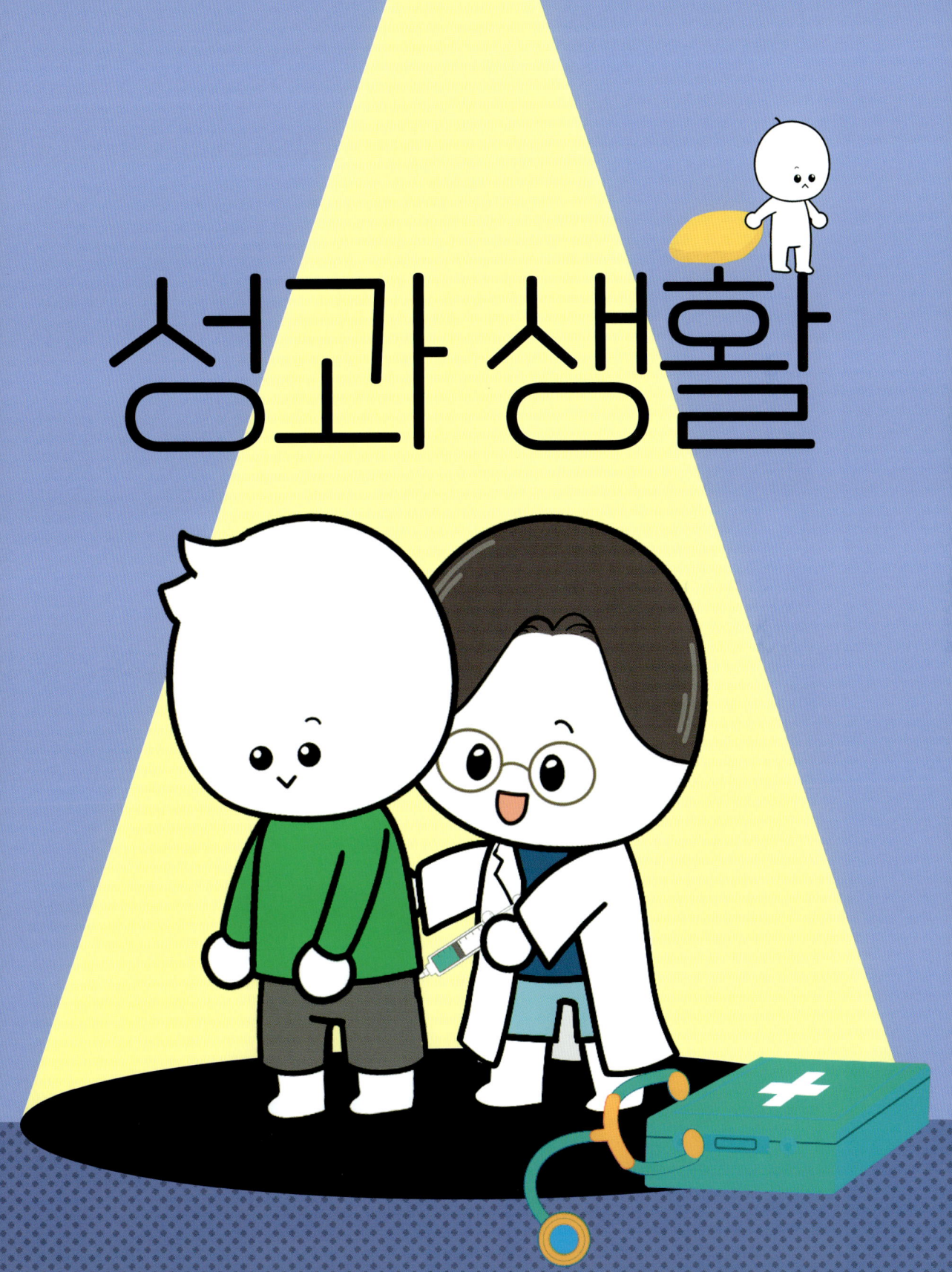

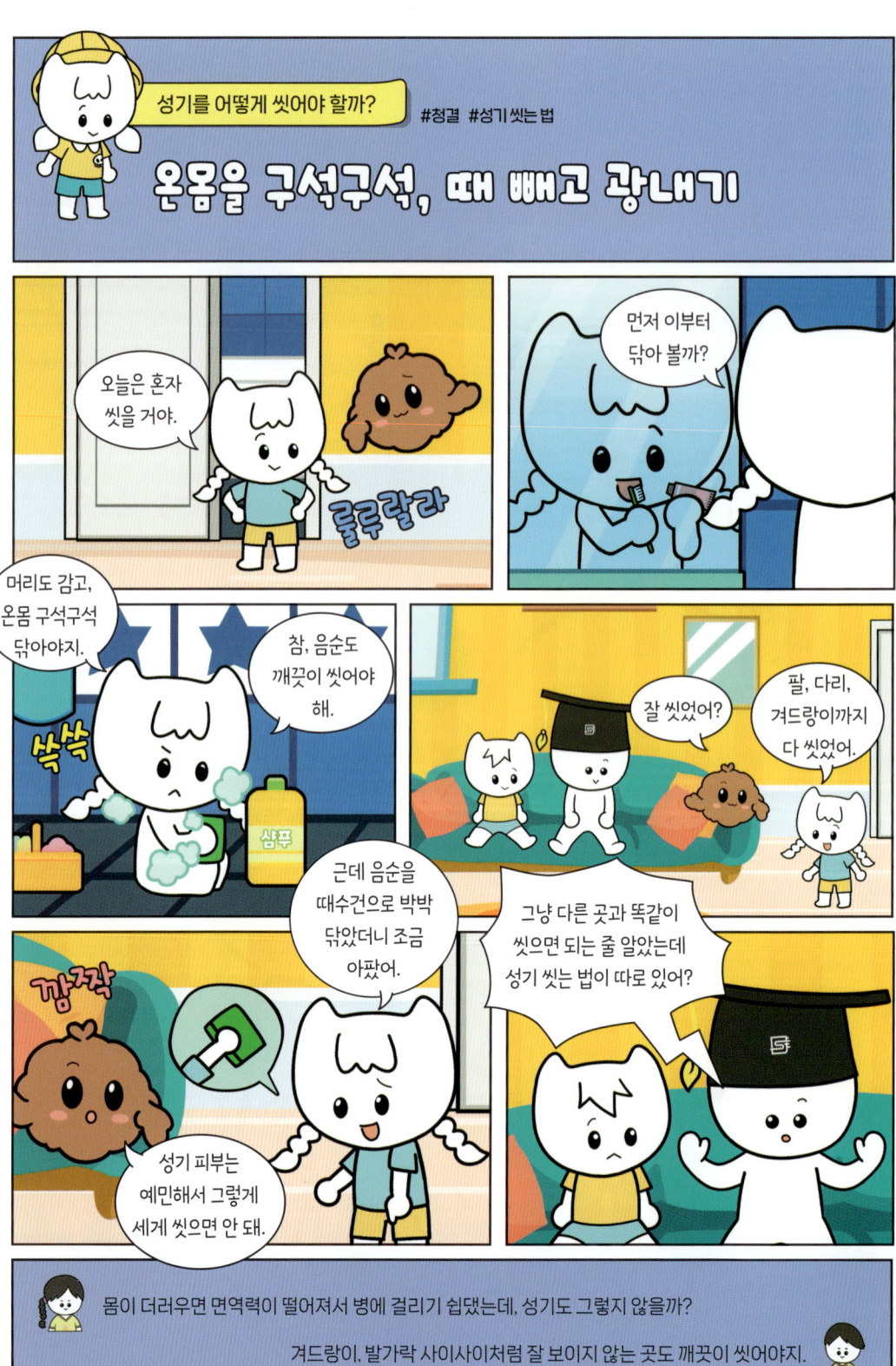

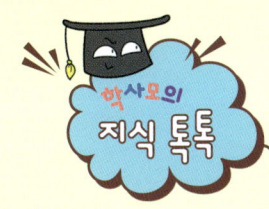

남자와 여자의 성기 씻는 방법

성기는 다른 사람에게 함부로 보여 주거나 만지게 해선 안 돼. 몸의 다른 곳보다 예민해서 누군가 만지면 간지럽고 불편할 수 있어. 그래서 스스로 씻는 것이 가장 좋지. 남자와 여자는 신체 구조가 다르기 때문에 씻는 법도 조금씩 달라.

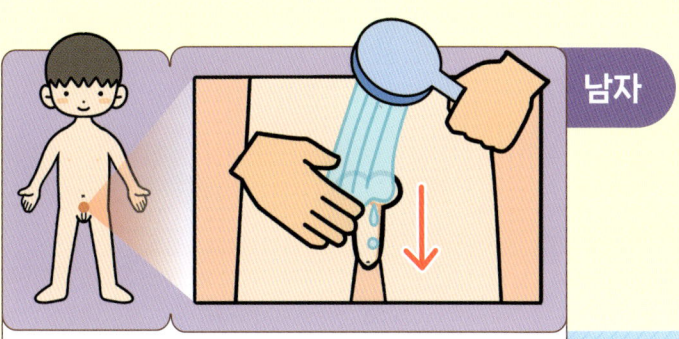

남자

부드럽게 세로 방향으로 돌리듯 닦는다!

남자는 성기가 바깥으로 튀어나오고, 주름이 있기 때문에 물과 비누로 빙글빙글 돌리면서 닦아 줘야 해. 특히, 먼지가 끼기 쉬운 음경 윗부분을 잘 씻어야 냄새가 나지 않을 수 있어.

- 성기를 씻기 전에 손을 깨끗이 닦자.
- 성기를 미지근한 물로 부드럽게 씻자.
- 성기를 씻고 나면 물기를 잘 말리자.
- 속옷을 자주 갈아입자.

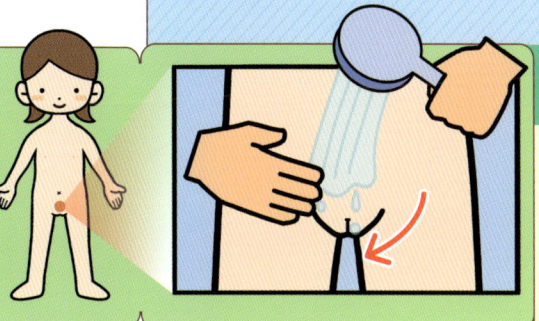

여자

가볍게 물로 앞에서 뒤로 닦는다!

여자는 항문의 세균이 성기로 들어가지 않도록 성기에서 엉덩이 쪽으로 씻어야 해. 또 성기 바깥쪽만 물로 씻는 것이 좋아. 성기 안쪽에 있는 질에서 몸에 세균이 침입하는 것을 막는 좋은 물질이 나오기 때문이야.

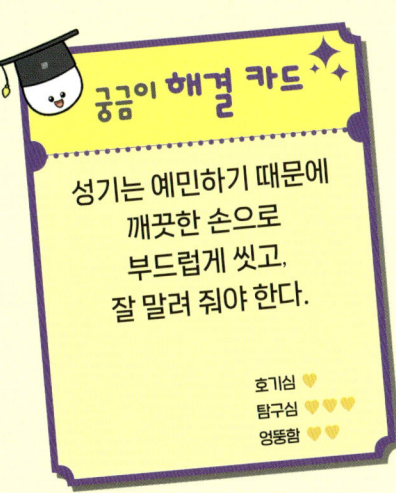

궁금이 해결 카드

성기는 예민하기 때문에 깨끗한 손으로 부드럽게 씻고, 잘 말려 줘야 한다.

호기심 ♥
탐구심 ♥♥♥
엉뚱함 ♥♥

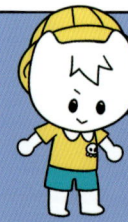 화장실에 들어간 친구를 몰래 봐도 될까? #화장실 예절 #차이와 존중

화장실 앞에서 친구를 기다리다 그만!

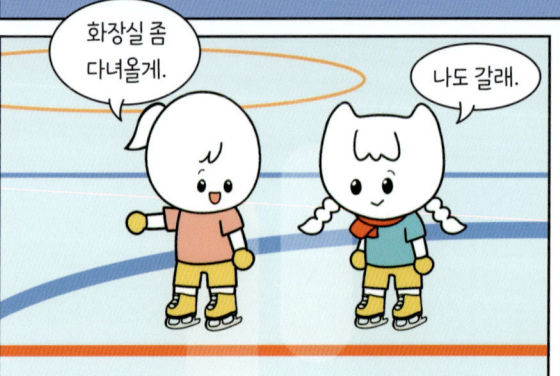
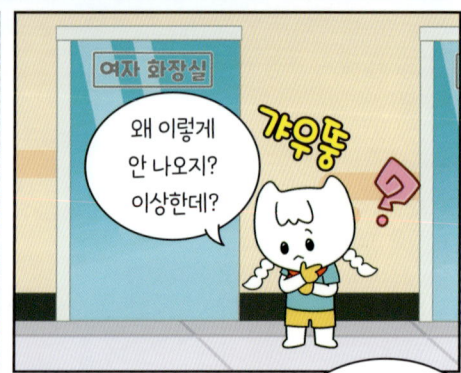
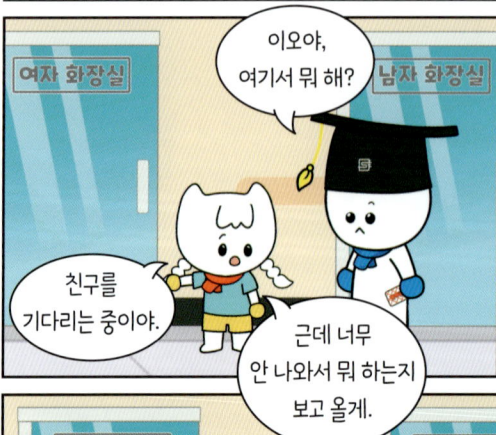
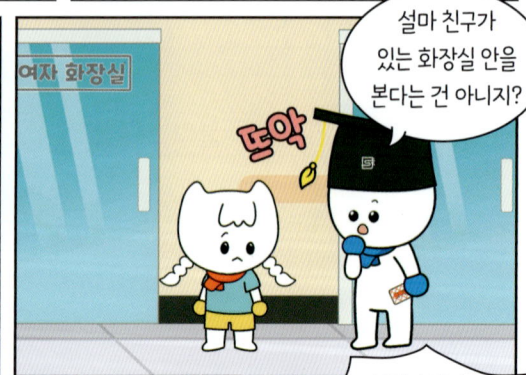
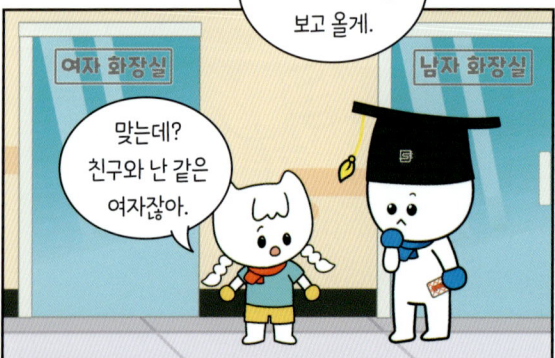
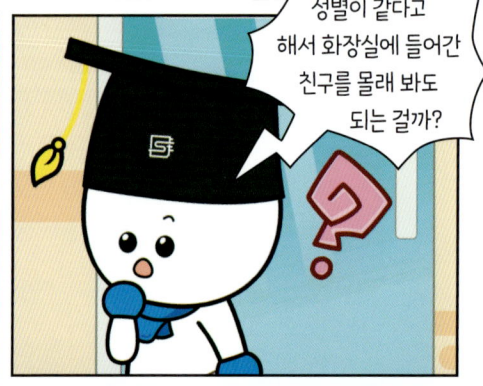

 여자 친구끼리 밥도 먹고, 체육복도 같이 갈아입는데 화장실쯤이야….

같은 성별이라도 화장실에서 볼일 보는데 친구가 본다면 창피할 것 같아.

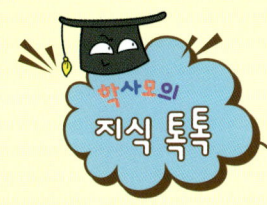
화장실을 이용할 때 주의할 행동

화장실 앞에서 친구나 가족을 기다린 적 있니? 아무리 기다려도 나오지 않을 땐 안에서 무엇을 하는지 궁금하기도 했을 거야. 하지만 그렇다고 해서 친구나 가족의 이름을 불러선 안 돼. 화장실에서 지켜야 할 예절이 있기 때문이야.

🔵 화장실을 이용할 때 무엇을 주의해야 할까?

화장실은 여럿이 함께 이용하지만 동시에 개인적인 공간이기도 해. 손도 씻지만 볼일을 보기 때문이지. 그래서 함부로 문을 열거나 들여다보면 다른 사람의 몸이 보일 수 있어. 가벼운 마음으로 한 행동이라도 아무에게도 보여 주고 싶지 않은 비밀이 드러난다면 어떨까? 상대방은 당황스럽고 창피할 거야.

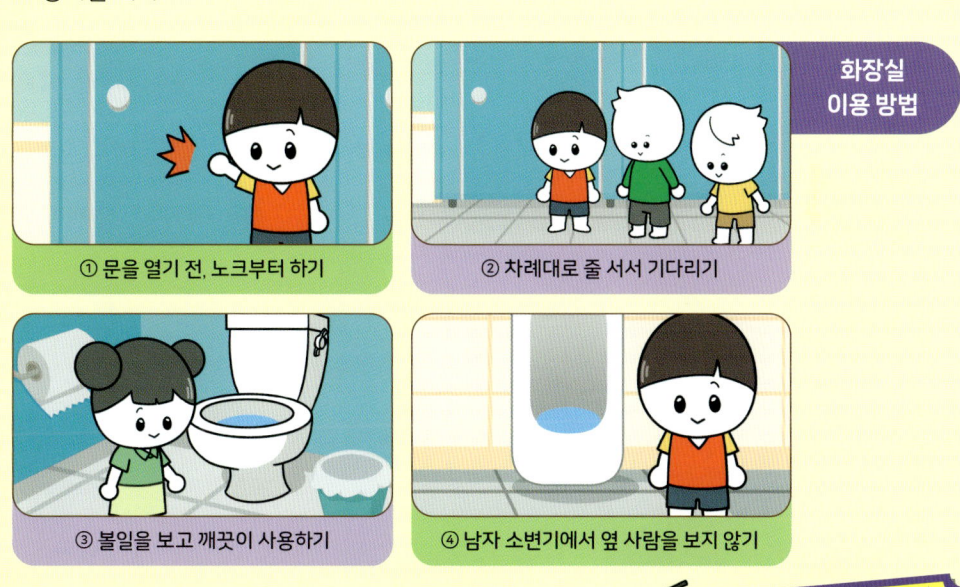

화장실 이용 방법
① 문을 열기 전, 노크부터 하기
② 차례대로 줄 서서 기다리기
③ 볼일을 보고 깨끗이 사용하기
④ 남자 소변기에서 옆 사람을 보지 않기

🔵 대중목욕탕에서는 어떤 예절을 지켜야 할까?

대중목욕탕은 돈을 내고 여러 사람이 몸을 씻는 특별한 공간이야. 목욕을 하기 위해서 누구나 옷을 벗지. 다른 사람의 몸이 보일 수밖에 없지만, 서로 약속되어 있어서 괜찮아. 하지만 다른 사람의 몸을 빤히 쳐다본다면 실례라는 것을 꼭 기억해!

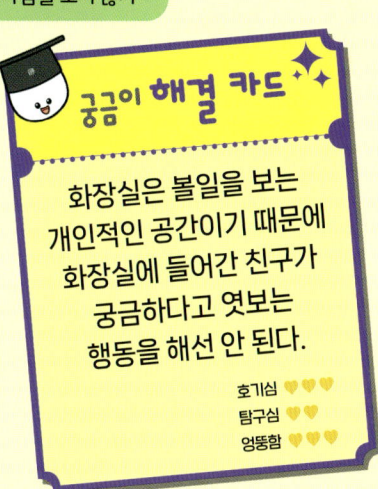

궁금이 해결 카드

화장실은 볼일을 보는 개인적인 공간이기 때문에 화장실에 들어간 친구가 궁금하다고 엿보는 행동을 해선 안 된다.

호기심 ♥♥♥
탐구심 ♥♥♥
엉뚱함 ♥♥♥

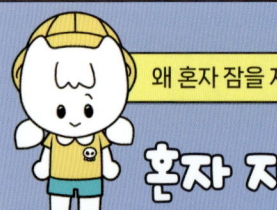 왜 혼자 잠을 자라고 할까? #생활습관 #독립

혼자 자는 건 무섭고 싫어!

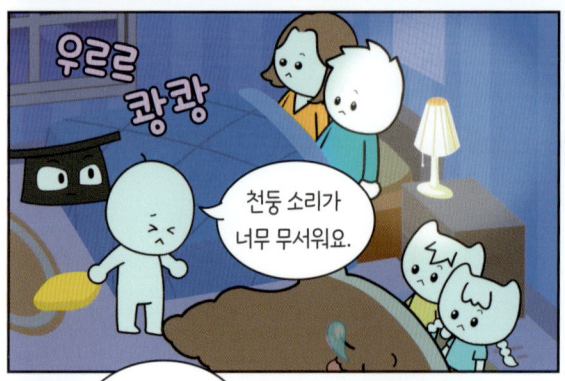
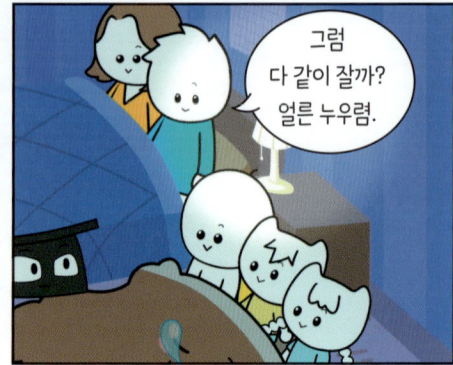
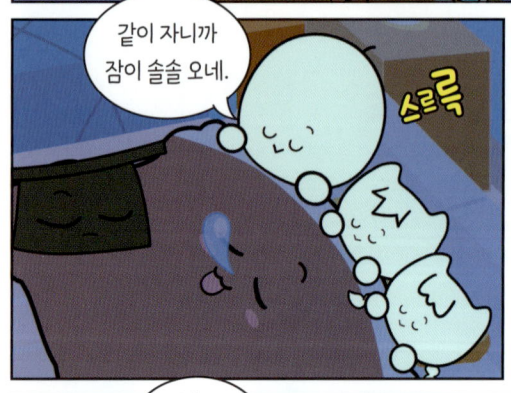
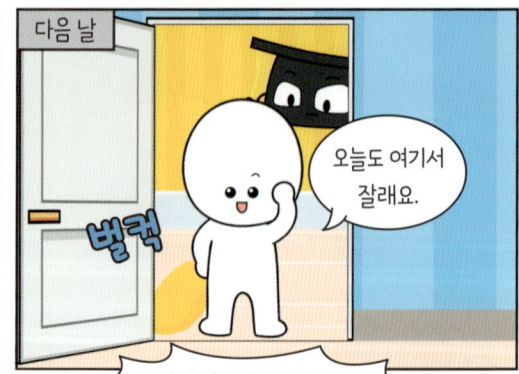
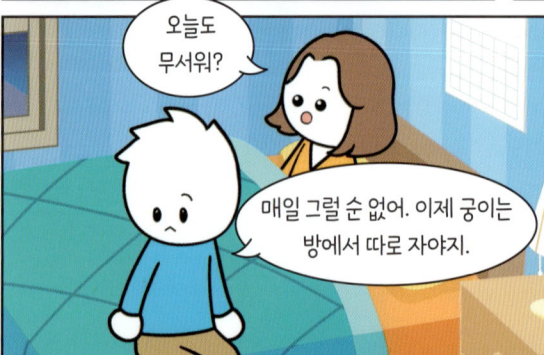
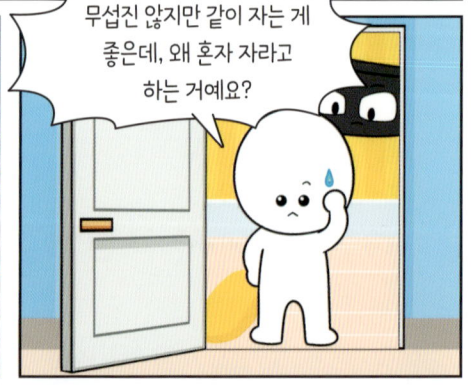

 나도 내 방에서 혼자 자래. 엄마, 아빠는 더 이상 나를 사랑하지 않는 걸까?

우리 아빠는 코를 너무 심하게 골아. 차라리 따로 자는 게 낫지.

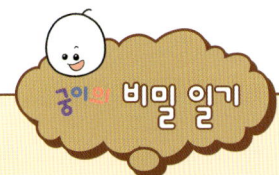

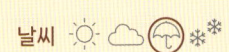

제목: 무엇이든 혼자 하는 습관 키우기

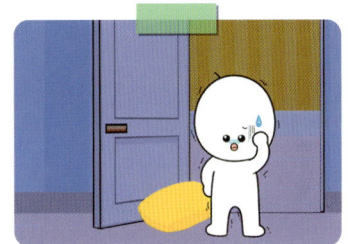

어젯밤 천둥소리에 놀라 잠이 깼다. 이불을 뒤집어 쓴 채 눈을 꼭 감아도 귀신이 나올 것만 같아 부모님 방에 갔다. 그곳에서 가족들과 자니 하나도 안 무서웠다. 그래서 다음 날도 같이 자려고 했는데, 아빠가 안 된다고 하셨다. 혼자 자는 것처럼 **스스로** 할 수 있는 일을 점점 늘려야 한다고 말이다.

나도 어렸을 때는 엄마, 아빠와 함께 잤다. 자다가 일어나면 화장실도 같이 가고, 옆에서 지켜보기도 했다. 그러다 초등학교에 들어가면서 혼자 자기 시작했다. 내 방에서 엄마, 아빠와 따로 잔 다음 날 왠지 모르게 어깨가 으쓱했다. 그러고 보니 부모님 방에서 잘 때, 이로는 무슨 꿈을 꾸는지 이리저리 굴러다니면서 자꾸만 나를 발로 찼다. 아빠의 코 고는 소리도 엄청 시끄러웠다.

생각해 보니, 혼자 자면 좋은 점들이 많은걸?

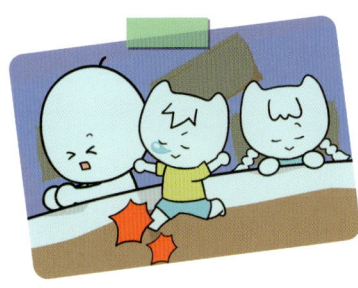
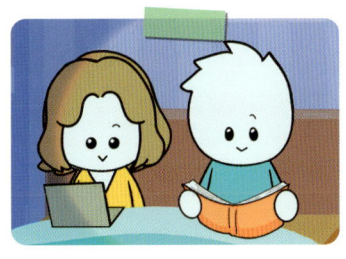

이건 몰랐던 사실인데 엄마, 아빠는 우리가 잠들고 나면 설거지 같은 못 다한 일을 하거나 책을 본다고 하셨다. 그래서 부모님만의 공간이 필요하다고 했다. 이제부터는 천둥소리가 나도 씩씩하게 혼자 자는 연습을 해야겠다. 그래야 부모님도 편히 쉴 수 있고, 나도 더 멋진 어른이 될 것 같다.

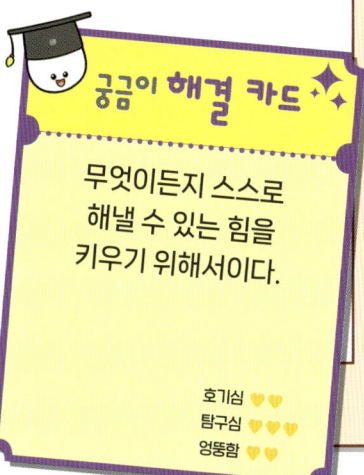

궁금이 해결 카드

무엇이든지 스스로 해낼 수 있는 힘을 키우기 위해서이다.

호기심 💛💛
탐구심 💛💛💛
엉뚱함 💛💛

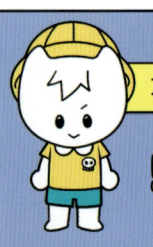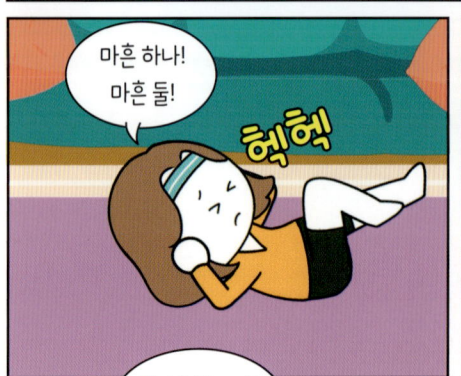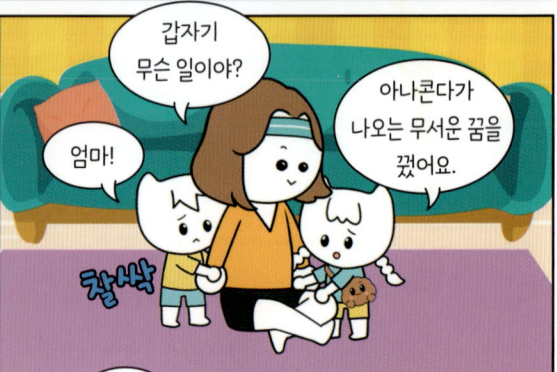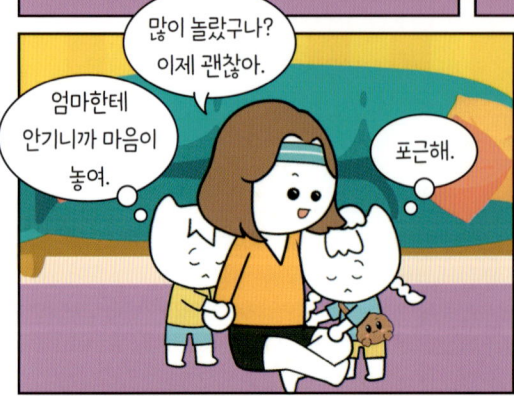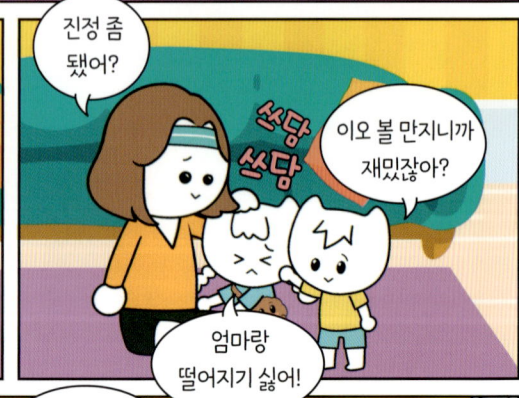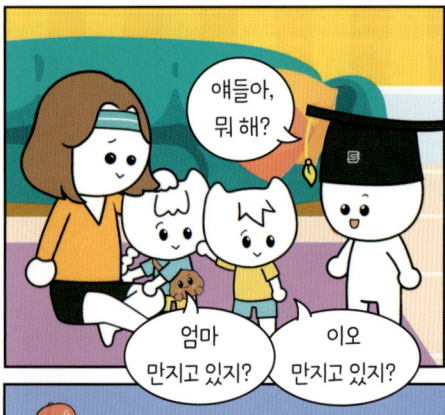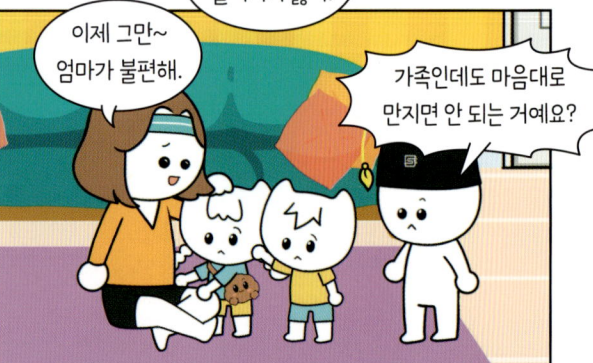

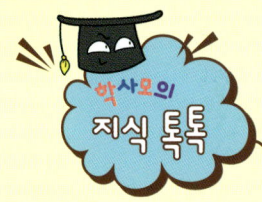

가족의 몸을 만질 때 주의할 행동

가족은 나와 가장 가까운 관계야. 좋아서 껴안을 수 있고, 귀여울 땐 엉덩이를 토닥일 수도 있지. 하지만 아무리 가족이라도 상대방의 기분을 상하게 하는 행동은 하지 말아야 해.

🗨 가족의 몸을 만질 때 왜 주의해야 할까?

어렸을 때는 혼자서 몸을 깨끗하게 씻기가 어려워. 그래서 부모님이나 형제와 함께 목욕을 하지. 가족의 몸을 보면서 어른과 아이의 몸, 남자와 여자의 몸이 다르다는 사실도 자연스럽게 알게 돼. 하지만 내 몸이 내 것이듯, 가족의 몸은 가족의 것이야.

다른 사람의 몸을 장난스럽게 건드리거나 가슴, 엉덩이, 성기처럼 민감한 곳을 함부로 만져선 안 돼. 나의 행동이 다른 사람을 불편하게 할 수 있기 때문에 가족이라도 몸을 만지기 전에 꼭 허락을 받아야 해. 마찬가지로 가족이 내 몸을 만질 때도 물어봐야 하지.

🗨 가족의 몸을 만지지 못할 땐 어떻게 해야 할까?

내가 좋아하는 사람의 몸을 만지면 마음이 편안해질 수 있어. 하지만 상대방이 싫어하면 즉시 멈춰야 해. 대신 같이 놀거나 이야기를 나누는 것처럼 다른 방법으로도 충분히 기분이 좋아질 수 있어.

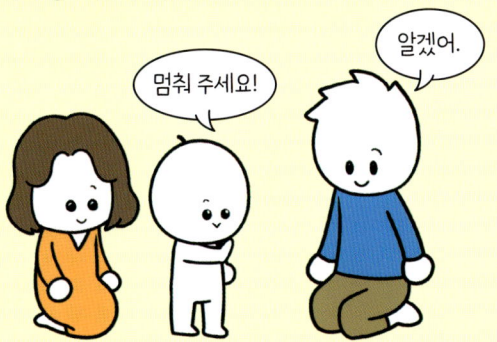

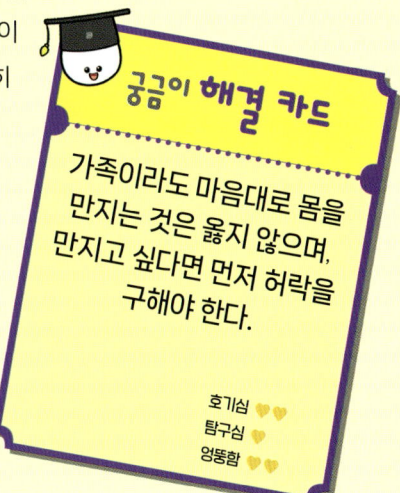

궁금이 해결 카드

가족이라도 마음대로 몸을 만지는 것은 옳지 않으며, 만지고 싶다면 먼저 허락을 구해야 한다.

호기심 💛💛
탐구심 💛
엉뚱함 💛💛

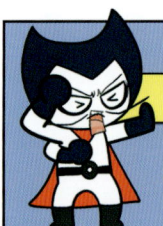

병원 놀이를 할 때 바지를 벗겨도 될까? #성 예절 #차이와 존중

후유~ 하마터면 보일 뻔한 내 엉덩이

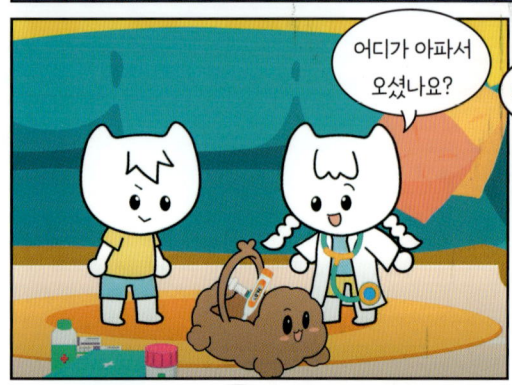
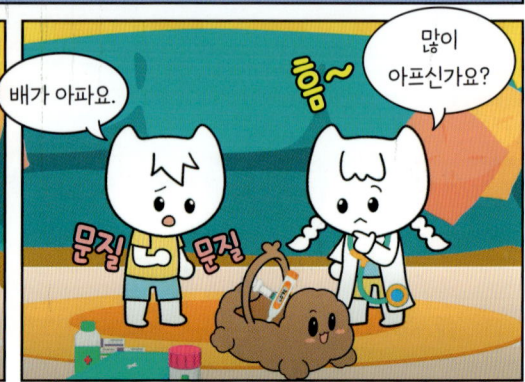
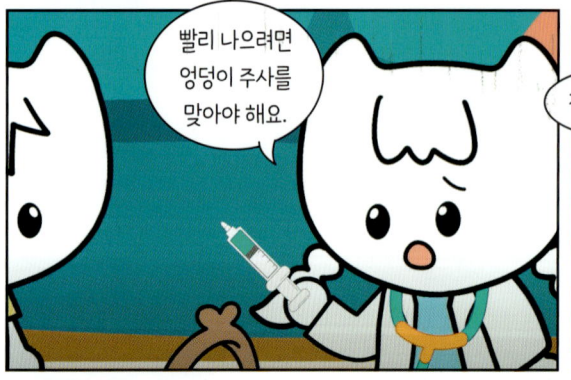
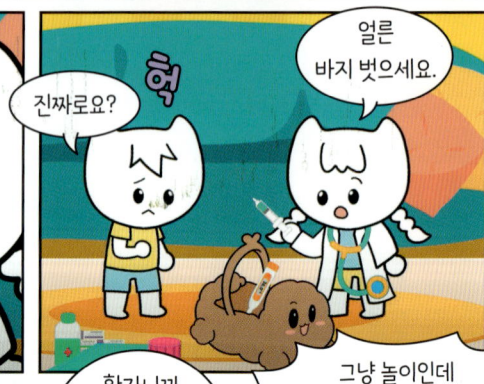
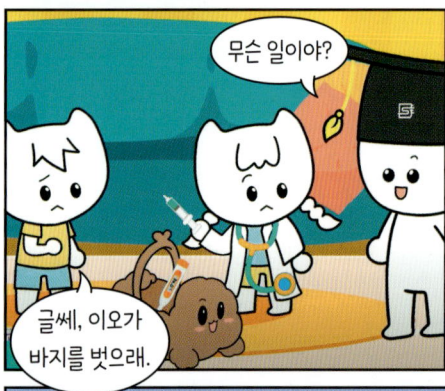
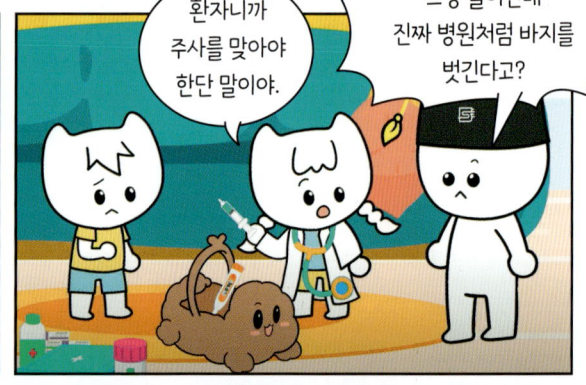

 말도 안 돼. 진짜 간호사 앞에서 엉덩이를 보이는 것도 창피하단 말이야.

놀이인데 실감 나게 하면 좋지, 뭐!

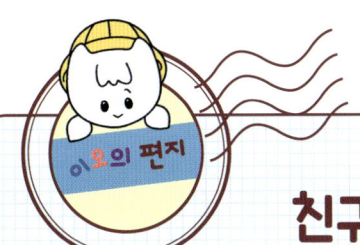

친구와 놀 때 주의할 행동

이로에게

아까 병원 놀이할 때 많이 놀랐지? 난 의사 선생님이고 넌 환자니까 아픈 곳을 낫게 해 줘야 한다고 생각했어. 그래서 진짜 병원에서 하는 것처럼 주사를 놓으려고 했지. 그런데 아무리 놀이라도 다른 사람의 몸을 함부로 보거나 만지는 행동은 잘못이라고 코코가 얘기해 줬어. 예전에 소꿉놀이할 때, 아기니까 기저귀를 해야 한다며 옷을 벗으라고 했던 것도 미안해. 이제 그런 요구는 절대 하지 않을게.

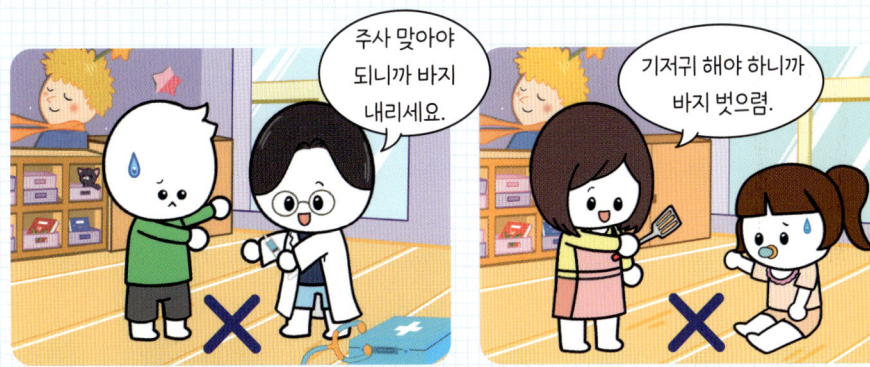

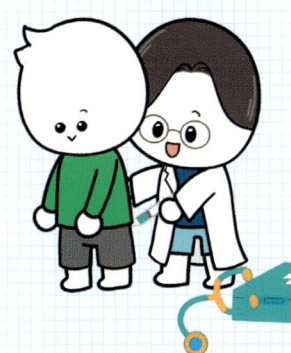

앞으로는 바지를 벗기지 않고 옷 위로 주사를 놓을 거야. 혹시 나랑 놀다가 기분이 나빠지면 꼭 이야기해 줘. "싫어!", "안 돼!", "만지지 마!", "내 몸이야!"라고 말하면 바로 멈출게. 친구의 기분이 나빠지면 그건 더 이상 놀이가 아니잖아.

또 엉덩이에 난 점처럼 사람마다 누구에게도 보여 주고 싶지 않은 곳이 있다는 것도 이번에 알았어. 우리 서로의 몸에 대해 예의를 지키며 더 재미있게 놀자!

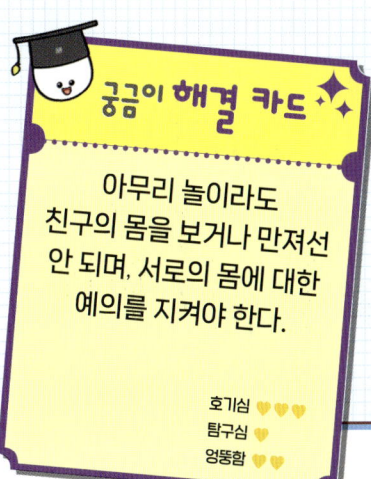

궁금이 해결 카드

아무리 놀이라도 친구의 몸을 보거나 만져선 안 되며, 서로의 몸에 대한 예의를 지켜야 한다.

호기심 ♥♥♥
탐구심 ♥
엉뚱함 ♥♥

Part 5.

내가 원하지 않는데 누군가 친절을 베푼다면 어떻게 해야 할까?
위험한 상황은 언제 어디서든 일어날 수 있어.
성폭력에 대해 제대로 아는 만큼 나를 지킬 수 있어.

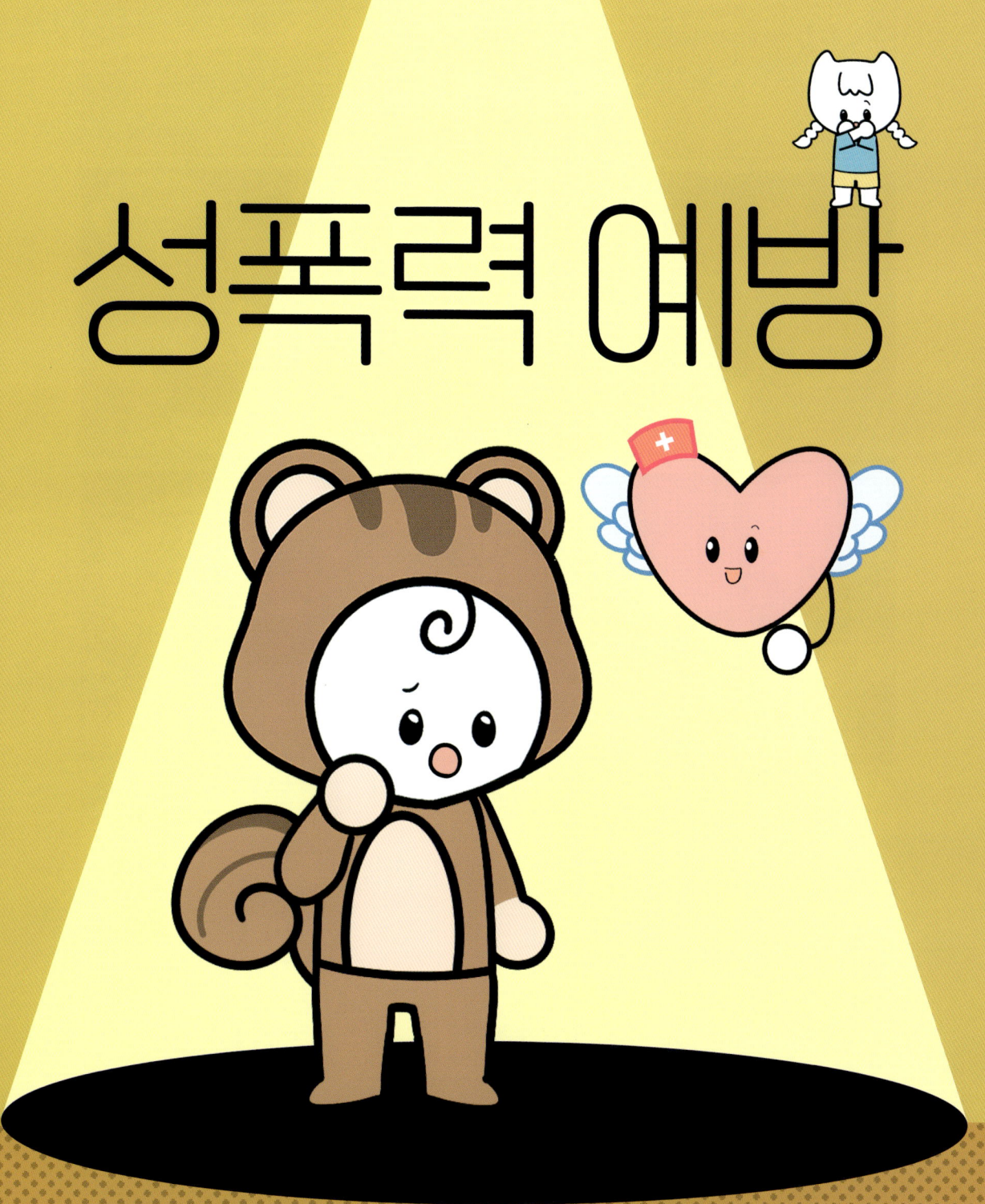

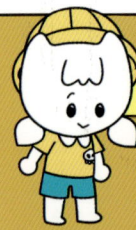

오늘은 성폭력 예방 교육받는 날

성폭력이 무엇일까? #성폭력 #동의와 거절

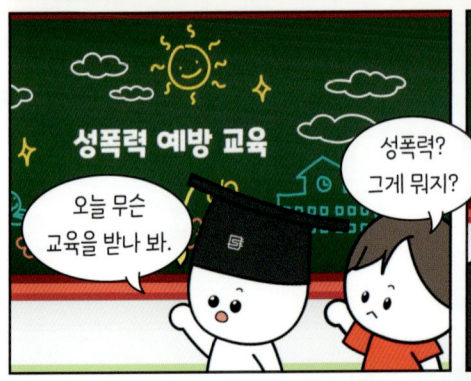

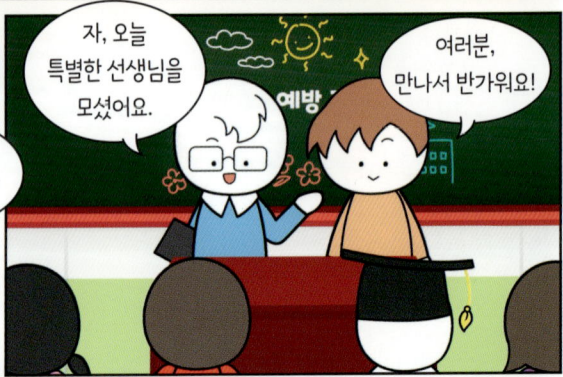

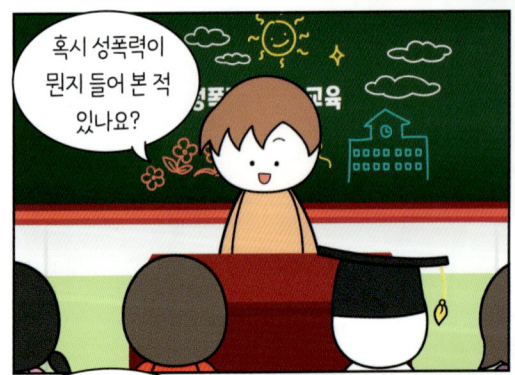

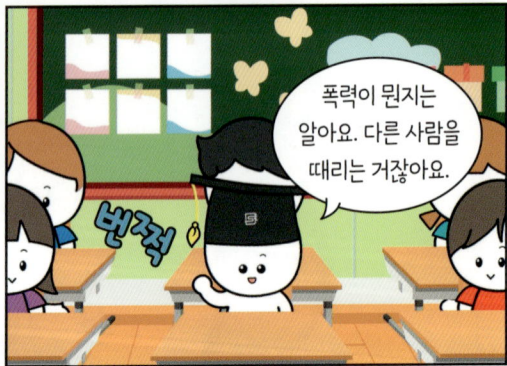

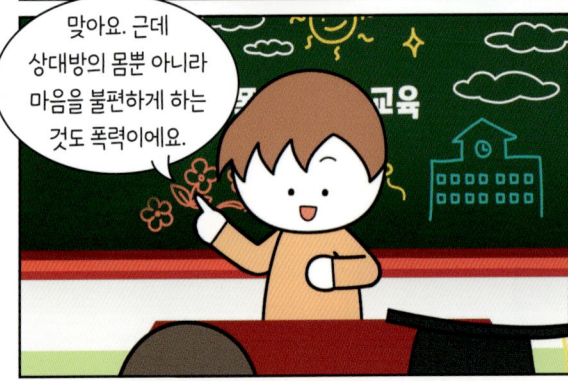

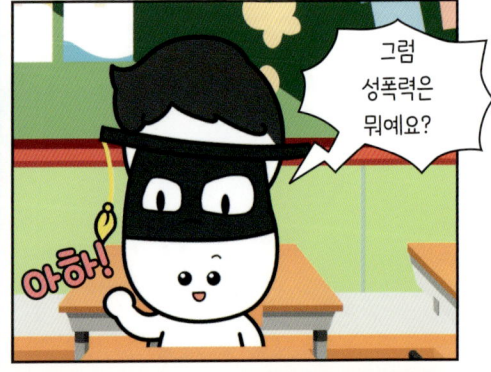

 학교생활에서 일어나는 '학교 폭력'처럼 이름에 힌트가 있을 것 같은데?

남자, 여자를 구별할 때 쓰는 성과 관련된 행동이 아닐까?

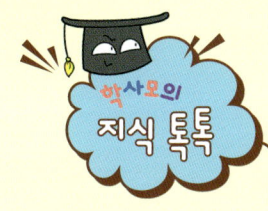
다른 사람을 괴롭히는 행동, 성폭력

지하철에서 누군가 내 몸을 더듬거나 스마트폰으로 나한테 야한 영상을 보내면 기분이 어떨까? 내 의지와 상관없이 이루어졌기 때문에 불쾌할 거야. 이것은 모두 '성폭력'이야.

💬 성폭력은 무엇일까?

성폭력은 상대방이 원하지 않는데, 몸을 함부로 만지거나 보는 행동을 말해. 우리 몸은 소중하기 때문에 내가 싫다고 하면 다른 사람이 만져선 안 돼.

💬 성폭력의 종류에는 무엇이 있을까?

상황 1 모르는 사람이 사탕을 줄 테니 뽀뽀해 달라고 한다!

상대방이 불편하고 이상하게 느낄 만한 행동을 하는 것도 성폭력이야. 어떤 사람이 이유 없는 친절을 베풀면서 성적인 행동을 요구한다면 그 자리에서 벗어나 다른 사람에게 알려야 해.

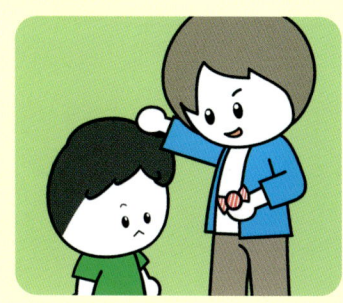

상황 2 나는 싫은데, 귀엽다며 내 몸을 자꾸 만진다!

아무리 칭찬하려는 목적이라 해도 상대방이 원하지 않는데 만진다면 성폭력이야. 그럴 땐 싫다고 큰 소리로 말하고, 보호자나 믿을 만한 사람에게 말하자.

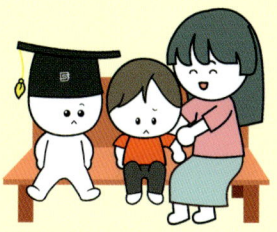

상황 3 친구가 내 엉덩이를 찌르고 도망간다!

친구끼리 치마를 들추거나 바지를 내리는 것처럼 하지 말랬는데 계속 장난을 친다면 성폭력이야. 이런 행동은 다른 사람에게 상처가 될 수 있기 때문이지.

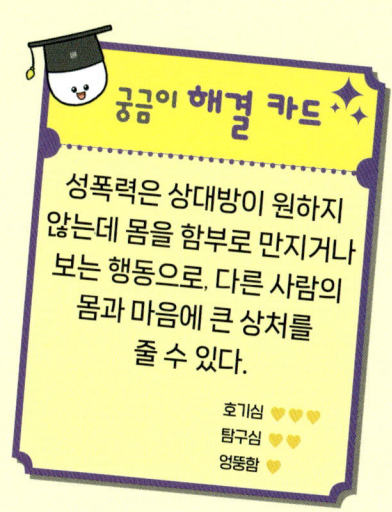

궁금이 해결 카드

성폭력은 상대방이 원하지 않는데 몸을 함부로 만지거나 보는 행동으로, 다른 사람의 몸과 마음에 큰 상처를 줄 수 있다.

호기심 ♥♥♥
탐구심 ♥♥
엉뚱함 ♥

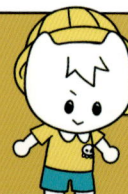 기분 나쁜 일에 대한 비밀도 꼭 지켜야 할까? #성폭력 #동의와 거절

속닥속닥, 아무도 몰래 우리만 아는 비밀

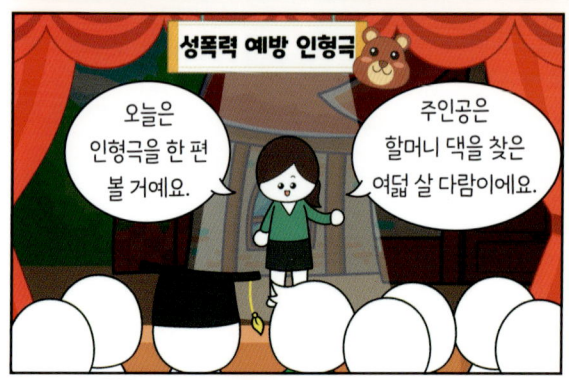

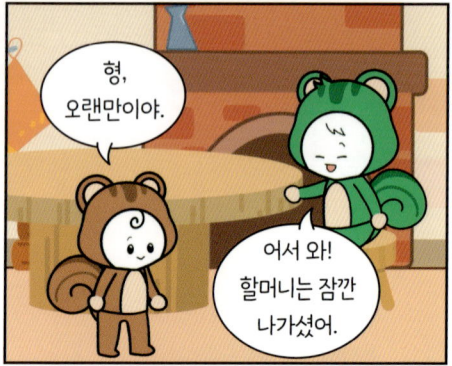

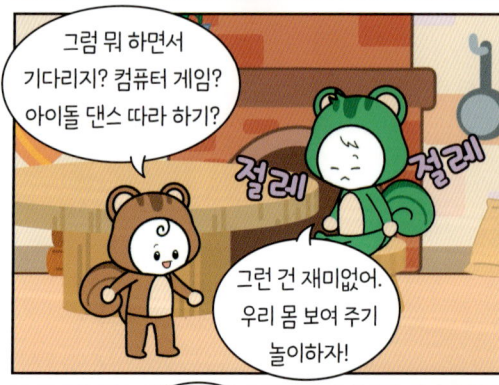

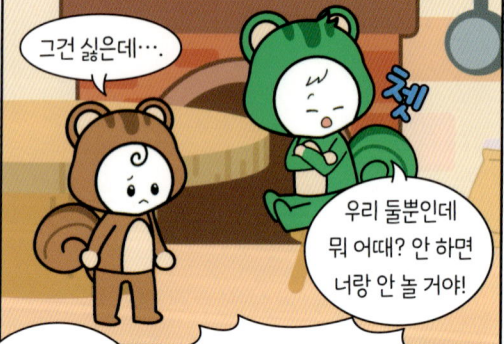

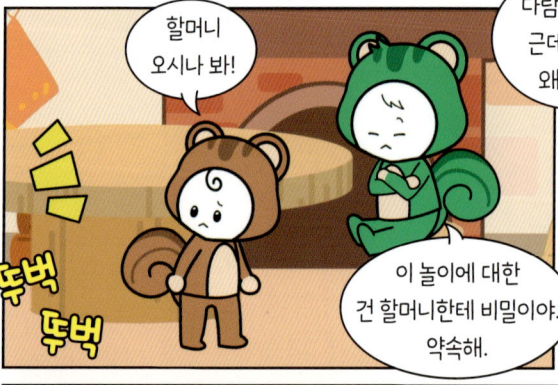

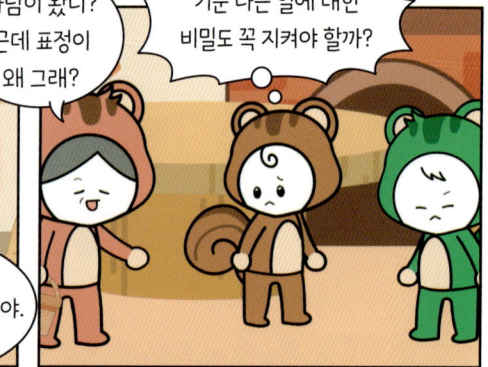

 나쁜 행동이라면 비밀을 지킬 필요가 없지.

비밀을 안 지켜서 사이가 나빠지면 어떡해?

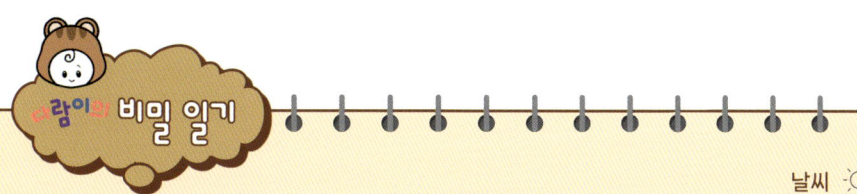

제목: **약속에도 예외는 있어!**

약속은 꼭 지켜야 한다고 배웠다. 하지만 오늘 내가 겪은 일도 그래야 할까? 오랜만에 만난 사촌 형이 서로 몸을 보여 주자고 했다. 나는 그러기 싫었다. 그때, 고민 해결사 건강이가 나타나 내 생각이 가장 중요하다고 알려 주었다. **누군가** 내가 싫어하는 행동을 강요한다면 성폭력이 될 수 있다면서 말이다.

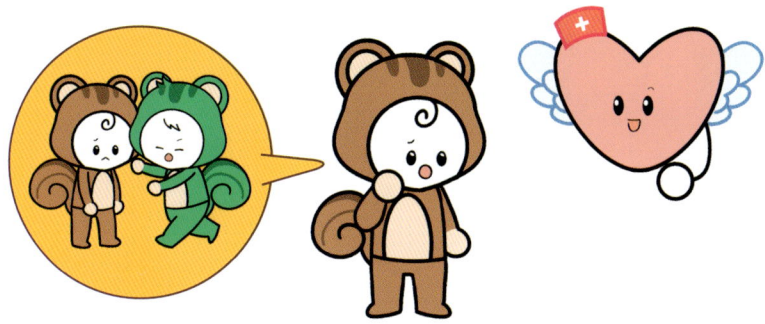

사촌 형도 가족인데 성폭력이라니 깜짝 놀랐다. 성폭력은 낯선 사람뿐 아니라, **가까운** 사이에서도 많이 일어난다고 했다. 내가 싫다고 했는데 삼촌이 껴안고 겨드랑이에 손을 넣는다든가, 할머니가 귀엽다고 성기를 만지는 행동도 모두 성폭력이었다.

사촌 형은 몸을 보여 주는 놀이를 어른들이 알면 혼날 수 있어서 비밀로 하자고 한 거였다! 건강이는 누군가 **비밀을** 지키라고 겁을 주면 일단 알겠다고 한 뒤, 자리를 피해 믿을 만한 어른에게 도움을 요청하라고 했다. 할머니한테 사실대로 말해야겠지? 내가 약속을 지키지 않아서 사촌 형이 삐치면 나도 안 놀지, 흥~

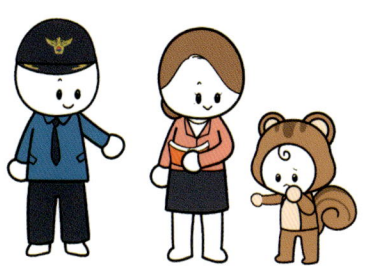

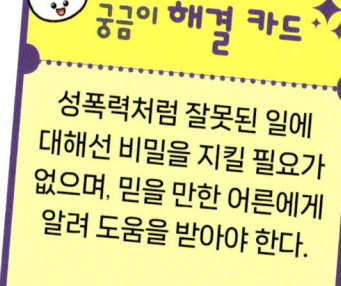

궁금이 해결 카드

성폭력처럼 잘못된 일에 대해선 비밀을 지킬 필요가 없으며, 믿을 만한 어른에게 알려 도움을 받아야 한다.

호기심 ♥♥
탐구심 ♥♥
엉뚱함 ♥

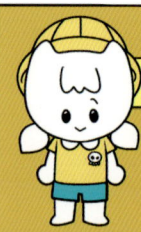

몸을 만져야만 성폭력일까? #성폭력 #동의와 거절

도전! 성폭력 바로 알기

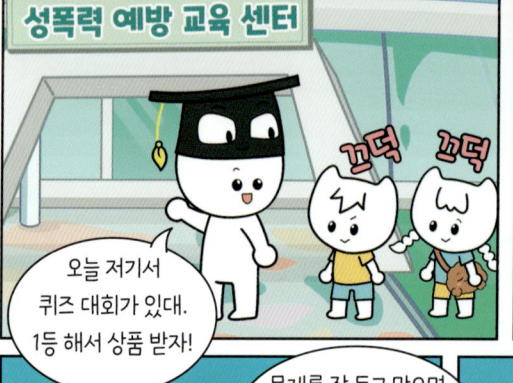

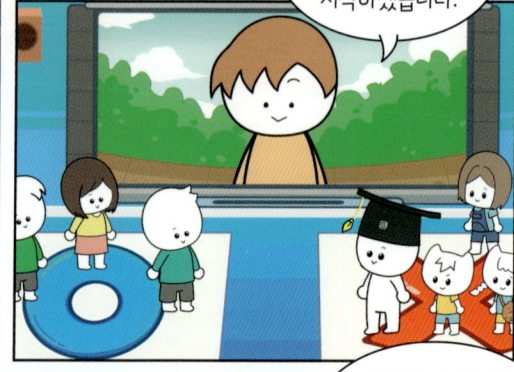

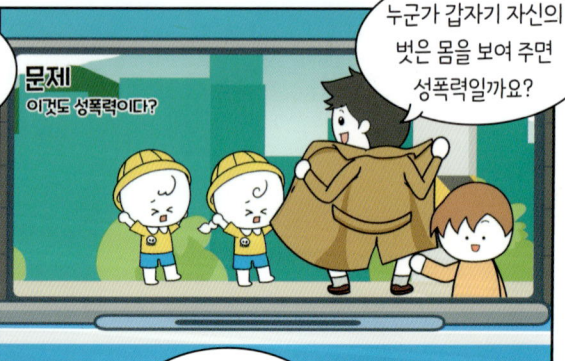

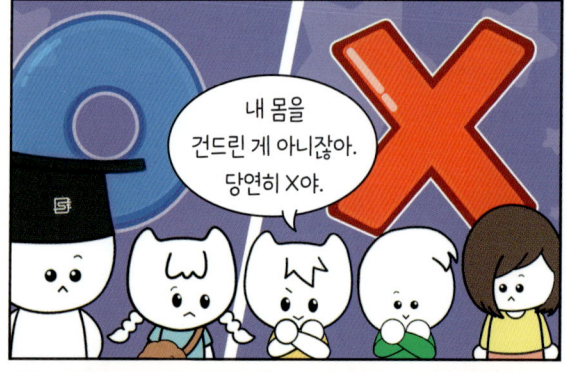

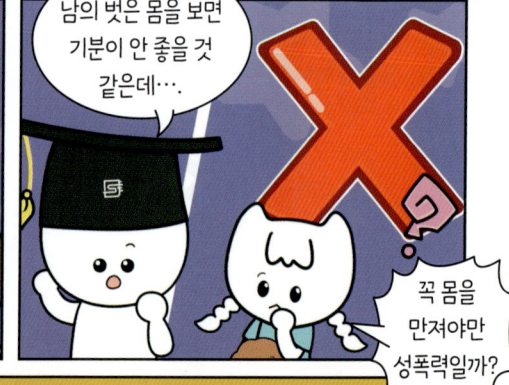

 다른 사람을 불쾌하게 만들면 성폭력이 맞아.

단지 자기 몸을 보여 준 것뿐인데 성폭력일까?

궁이와 함께하는 성폭력 예방 퀴즈

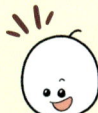

지금 여기는 **어디일까?** 이곳은 성폭력 예방 교육 센터야. 성폭력에 대한 문제를 맞히고 1등을 하면 어마어마한 상품을 준대. 퀴즈 하면 나를 빼놓을 수 없지. 그럼 시작해 보자!

첫 번째 문제는 "삼촌이 내가 귀엽다며 엉덩이를 토닥여서 기분이 좋았는데, 성폭력일까요?"야. 시작부터 느낌이 좋은걸? 정답은 X! 다른 사람이 허락 없이 내 몸을 만지더라도 기분이 나쁘지 않으면 성폭력이 아니야.

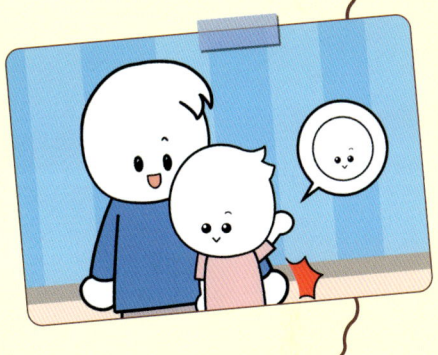

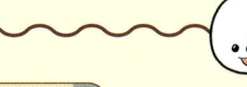

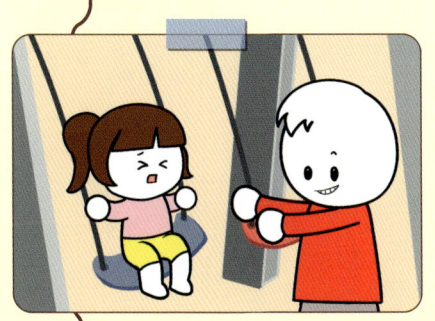

두 번째 문제는 "성폭력을 당할 수 있는 위험한 상황에서 도와달라고 소리쳐도 될까요?"야. 정답은 O! 주위에 도움을 요청하기 위해선 큰 소리로 알리는 게 필수지.

두구두구, **마지막** 문제! "누군가 갑자기 자신의 벗은 몸을 보여 주면 성폭력일까요?"에 내 대답은 O! 상대방이 원하지 않는데 몸을 보여 준다면 성폭력이야. 다른 사람의 몸이 나오는 사진을 억지로 보여 주거나 음경, 가슴처럼 민감한 신체 부위를 놀려도 성폭력이라는 사실!

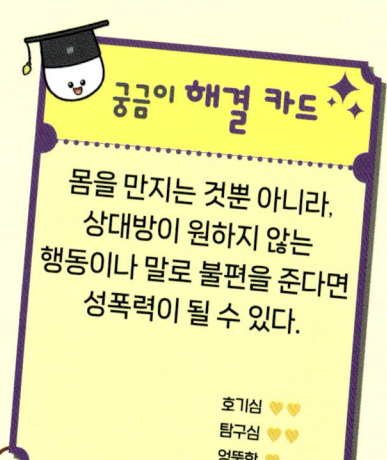

궁금이 해결 카드

몸을 만지는 것뿐 아니라, 상대방이 원하지 않는 행동이나 말로 불편을 준다면 성폭력이 될 수 있다.

호기심 ♥♥♥
탐구심 ♥♥
엉뚱함 ♥

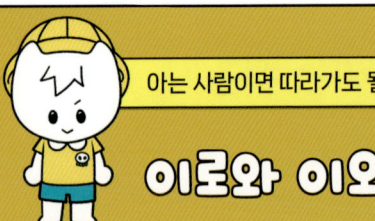

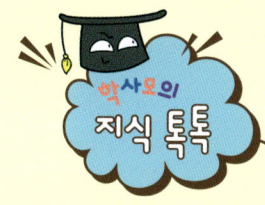

성폭력을 예방하는 방법

낯선 사람을 함부로 따라가면 안 된다는 사실은 모두 알고 있을 거야. 그런데 아는 사람이 같이 가자고 할 때는 어떻게 해야 할까? 어떤 사람들은 성폭력을 노리고 어린이를 속여서 꾀어내는 '유괴'를 저지르기도 해. 아는 사람이라 해도 무조건 따라가면 안 되는 이유지.

아는 사람은 어떻게 따라오라고 할까?

부모님의 친구, 친척 등 가까운 사이임을 내세워 부탁을 받은 것처럼 행동할 수 있어. 하지만 부모님이 직접 오지 못할 일이 생겼다면 너희에게 미리 알려 줬을 거야. 부모님이 시켰다고 말하는 사람은 나쁜 행동을 하기 위해 거짓말하고 있을 가능성이 높아. 그래서 부모님이 하는 말만 들어야 해.

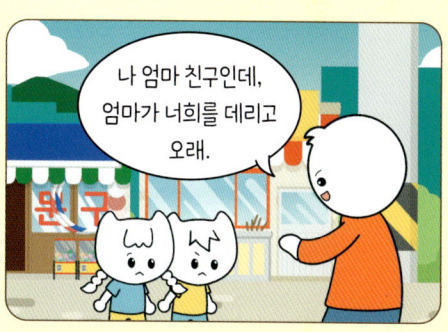

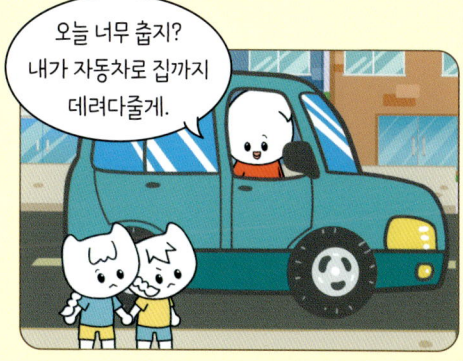

또 몇 번 봤던 사람이 자동차에 태워 주겠다고 친절을 베풀 수 있어. 얼굴을 본 적 있거나 인사를 나눴다고 해서 믿을 만하다고 생각해선 안 돼. 방향이 같아도 절대 타지 말고, 빨리 그 자리를 벗어나는 것이 좋아.

강아지와 산책하던 동네 이웃이 자기 집으로 가서 다른 동물들을 구경하자고 할 수도 있지. 동물을 사랑하는 마음이 있다고 해서 무조건 착한 사람으로 볼 순 없어. 보호자의 허락 없이 아무나 따라가면 위험해.

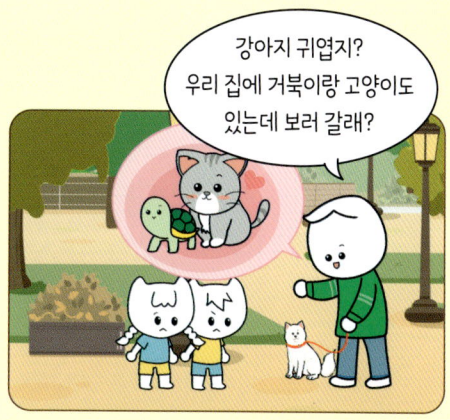

● **성폭력을 저지르는 사람을 구별하는 방법이 있을까?**

얼굴만 봐서는 누가 좋은 사람이고, 나쁜 사람인지 알 수 없어. 남자와 여자, 아이에서 할머니까지 누구라도 성폭력을 저지를 수 있기 때문이야. 그래서 겉모습으로 판단해선 안 돼. 만약 다른 사람이 너희를 데려가려 하면 "싫어요!", "안 가요!"라고 확실하게 외치고, 주위 어른에게 알리자.

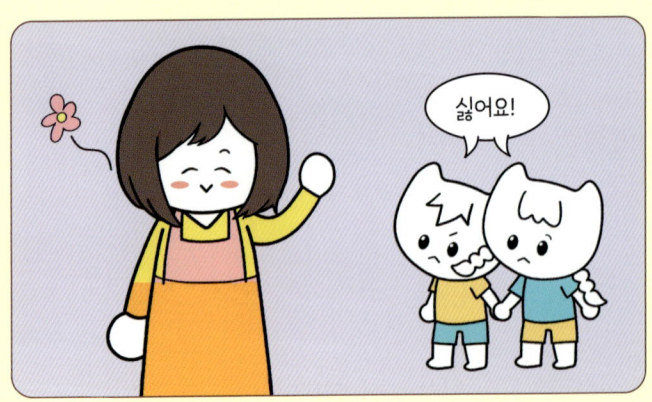

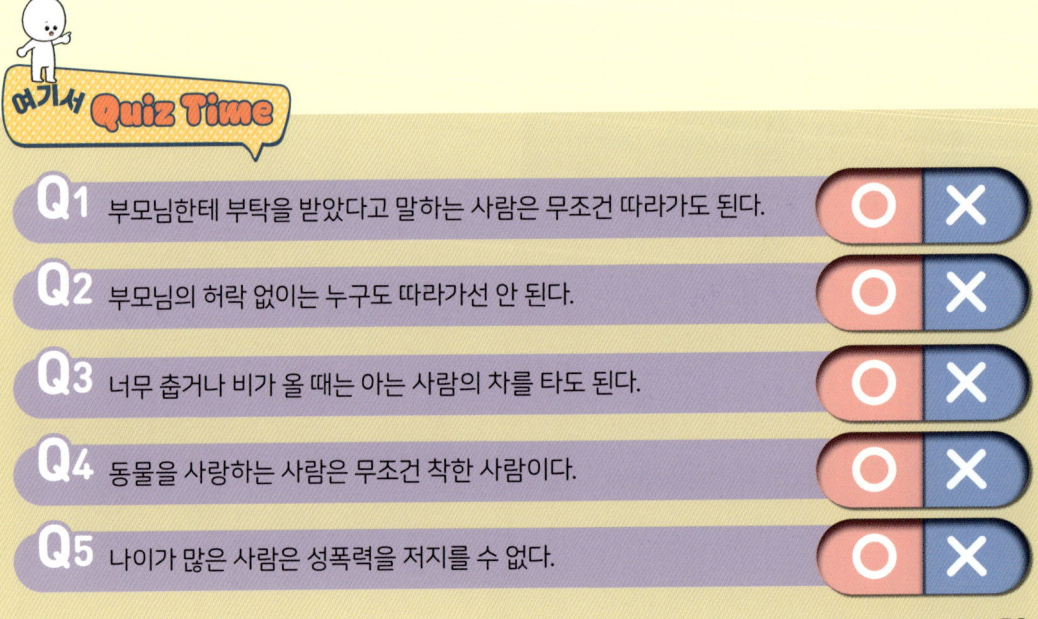

Q1 부모님한테 부탁을 받았다고 말하는 사람은 무조건 따라가도 된다.

Q2 부모님의 허락 없이는 누구도 따라가선 안 된다.

Q3 너무 춥거나 비가 올 때는 아는 사람의 차를 타도 된다.

Q4 동물을 사랑하는 사람은 무조건 착한 사람이다.

Q5 나이가 많은 사람은 성폭력을 저지를 수 없다.

정답 01.X 02.O 03.X 04.X 05.X

새로운 성폭력의 등장, 온라인 그루밍

성폭력의 종류는 나날이 다양해지고 있어. SNS, 채팅, 게임 등 온라인에서는 어린이에게 친절하게 접근한 뒤 마음을 얻으면 성적으로 괴롭히는 '온라인 그루밍'이 늘어났지. 그루밍은 '길들인다'는 뜻이야.

가해자는 피해자에게 게임 아이템을 공짜로 주기도 하고, '예쁘다', '멋지다'라고 칭찬하거나 고민을 들어 주면서 비밀을 터놓게 만들지. 그러다 피해자가 자신을 친하게 느끼면 몸을 찍은 사진, 개인 정보 등을 요구해. 피해자의 약점을 잡은 가해자는 결국 나쁜 짓을 저지르지.

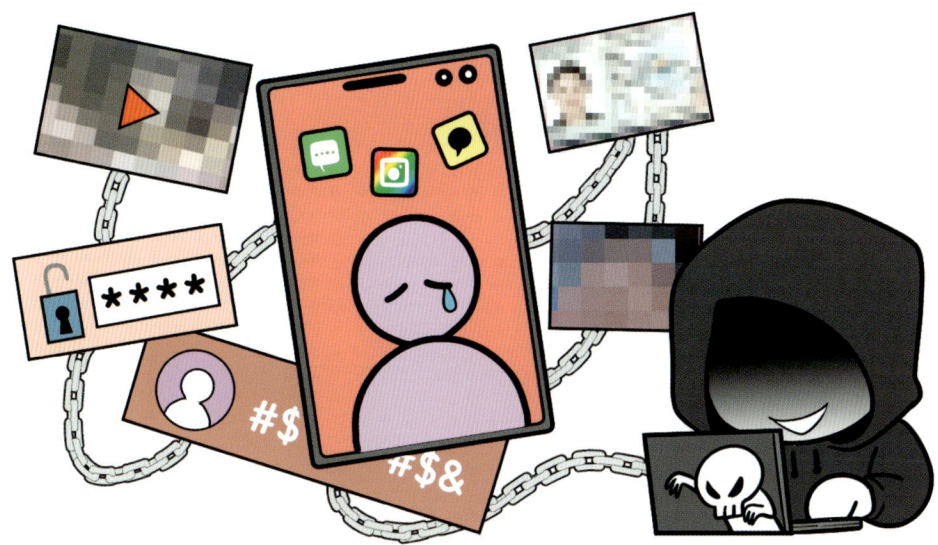

온라인으로 친구를 사귀는 게 꼭 나쁜 것만은 아니야. 하지만 아무 이유 없이 원하는 것을 주거나 이상한 요구를 한다면 일단 의심해 봐. 만약 온라인에서 만난 친구가 '부모님께는 비밀'이라고 말한다면 너를 보호자로부터 떨어뜨려 놓으려는 속셈이기 때문에 조심해야 해!

> **궁금이 해결 카드**
> 좋은 사람과 나쁜 사람은 겉모습으로 구별할 수 없기 때문에 보호자의 허락 없이 누구도 따라가면 안 된다.
>
> 호기심 ♥♡♡   탐구심 ♥♥♡   엉뚱함 ♥♡♡

Part 6.

게임이나 영상을 볼 때면 시간이 금방 가지?
보면 볼수록 너무 재미있는데 어른들은 걱정하지.
하지만 제대로 이용할 줄 안다면 문제없어.

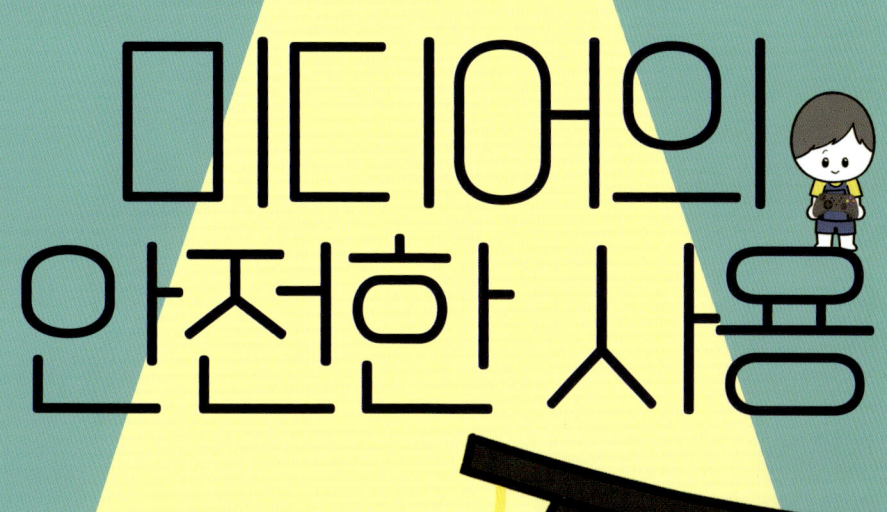

미디어의 안전한 사용

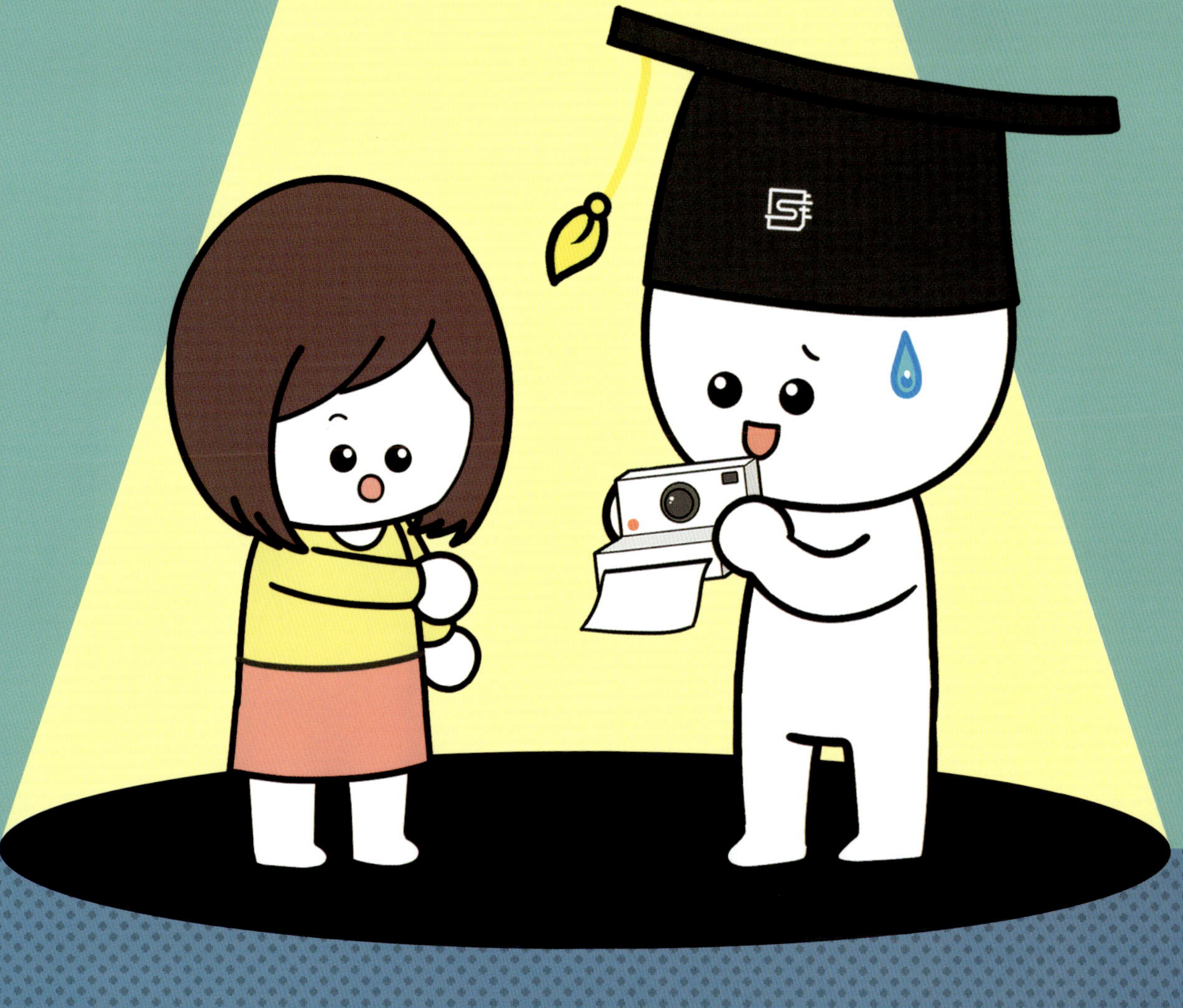

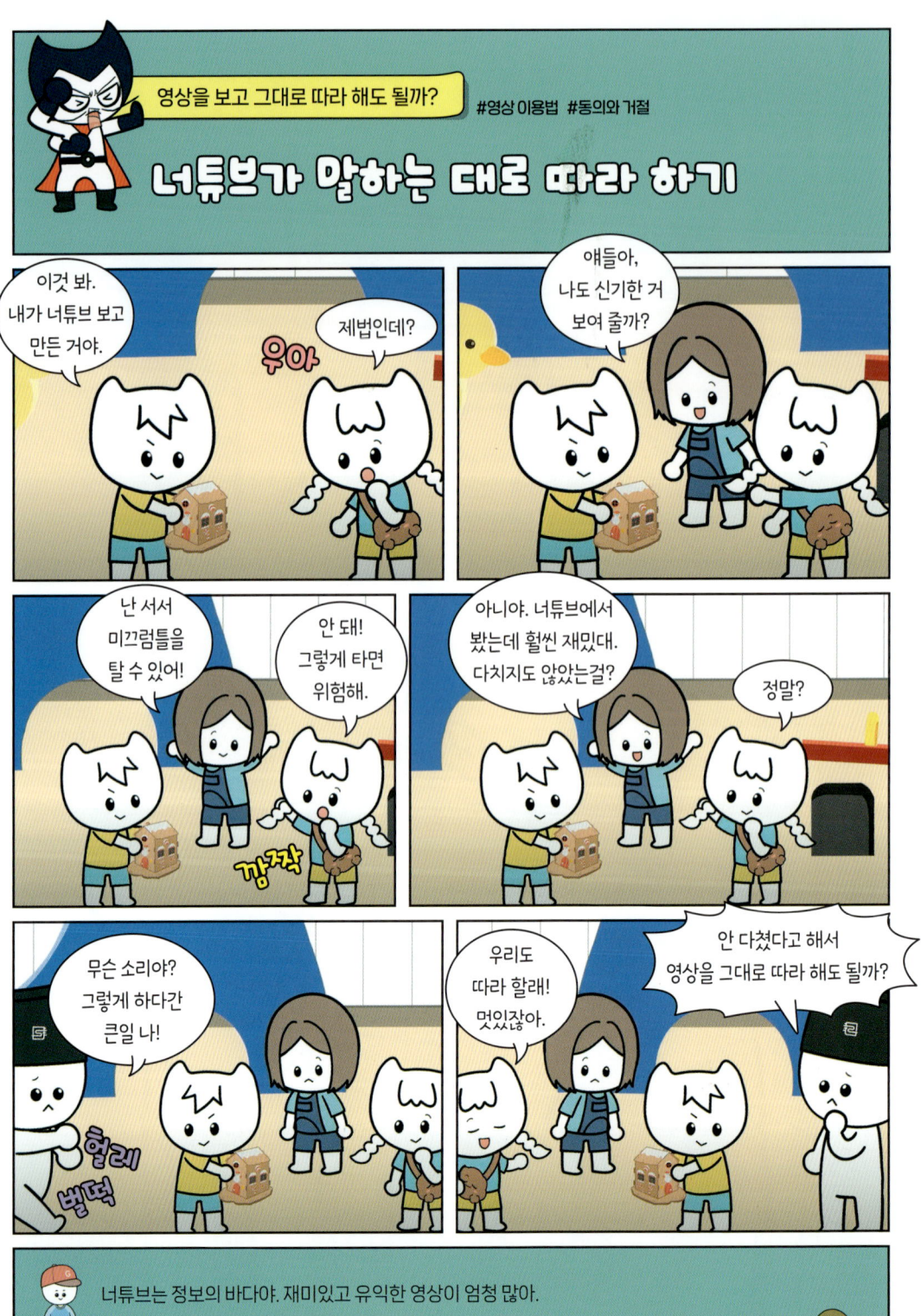

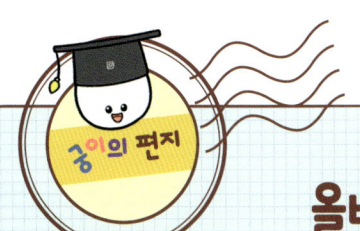

올바른 영상 시청 방법

이로와 이오, 호기심쟁이 친구에게

영상을 보면 재미있는 내용이 참 많지? 그대로 따라 하고 싶을 때도 있고 말이야. 영상 속 내용은 사람들의 궁금증을 해결해 주기도 하지만, 언제나 바람직한 건 아니야. 다른 사람의 관심을 끌기 위해 실제보다 부풀리거나 거짓된 내용을 담기도 하거든.

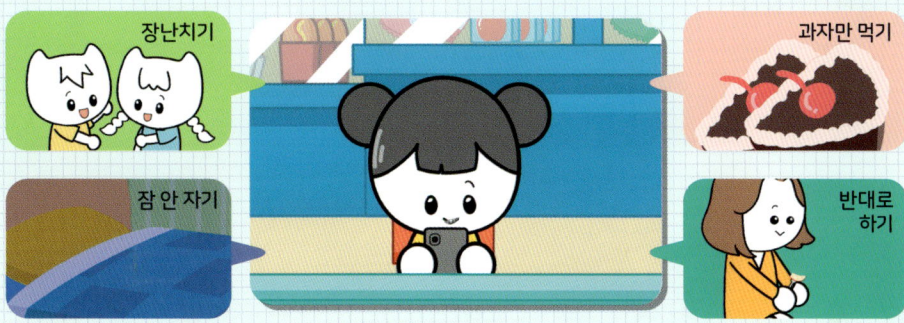

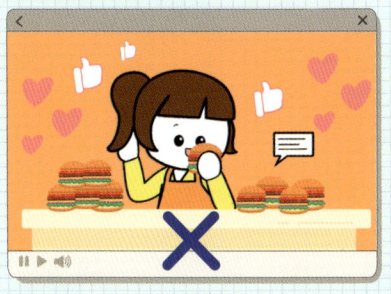

예를 들어 친구를 골탕 먹이는 영상이 있다고 하자. 영상을 보는 입장에선 재미있을 수 있지만 누군가 그런 행동을 따라 해서 내가 당한다면 속상할 거야. 햄버거만 먹고 일주일 살기 같은 영상은 어떨까? 다른 사람에게 직접 피해를 주는 건 아니지만 따라 하면 건강을 해칠 수 있어.

영상에서 보여지는 모습이 전부 사실은 아니야. 영상을 따라 하고 싶을 때는 다른 사람에게 나쁜 영향을 끼치거나 위험하진 않은지 생각해 봐. 영상에 나오는 말과 행동을 무조건 따라 하지 않기로 약속해. 도장 꾹!

궁금이 해결 카드

영상이 실제 상황과 늘 똑같은 것은 아니며, 다른 사람에게 피해를 주거나 위험할 수 있기 때문에 무조건 따라 해선 안 된다.

호기심 ♥♥
탐구심 ♥
엉뚱함 ♥♥

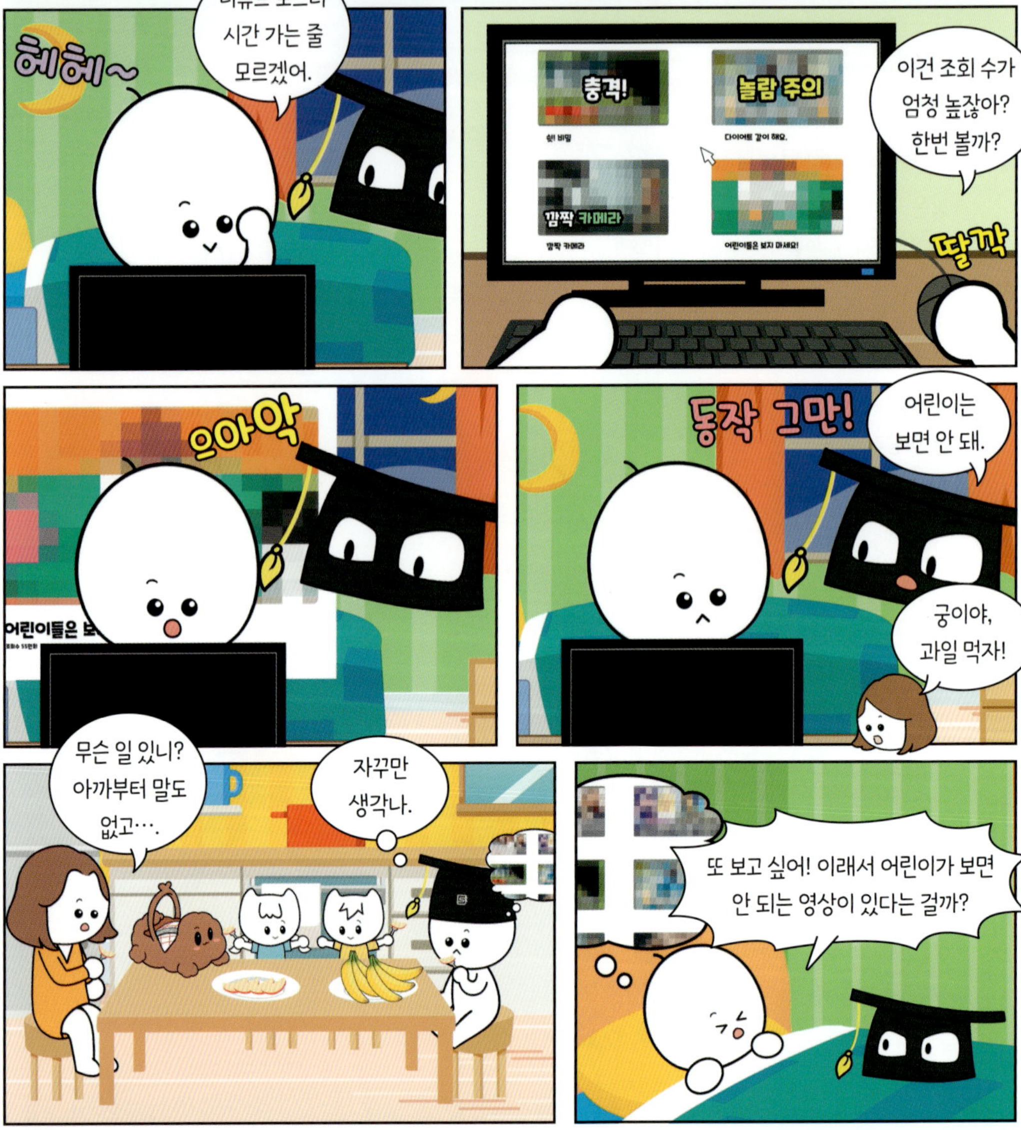

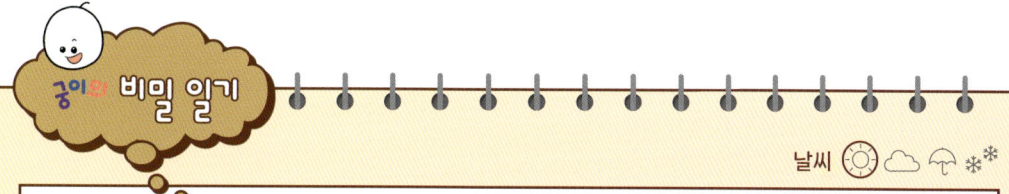

제목: 나쁜 영상은 이제 안녕!

우연히 너튜브에서 한 영상을 봤다. 그런데 앉으나 서나, 심지어 먹을 때조차 생각이 났다. 좋아하는 친구가 생겼을 때도 이러지 않았는데 왜 이럴까? 영상은 '충격!', '놀람 주의'라는 제목답게 아주 자극적이었다. 신체 노출도 심하고, 표정과 동작이 어딘가 이상한 부분만 일부러 모은 것 같았다.

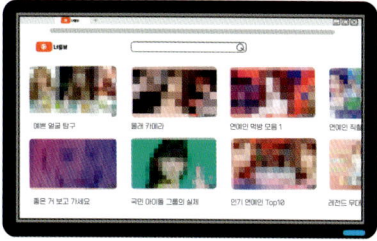

우리가 볼 만한 영상이 아닌데 왜 **계속** 보고 싶을까? 평소에 볼 수 없는 모습이라서 그럴까? 부모님을 찾아가 솔직하게 이야기했다. 엄마, 아빠는 내가 괴로웠을 것 같다며, 우리의 성적 호기심을 이용해서 돈을 벌려는 영상이라고 설명해 주셨다. 다음부터 궁금한 영상이 있으면 함께 찾아보자고 하셨다.

그래도 떠오르면 **어떡하지?** 내 고민을 들은 코코는 여러 가지 놀이를 추천했다. 운동을 하거나 노래를 부르면서 즐거운 기억을 많이 만들면 영상에 대한 생각이 점점 줄어들 거라고 했다. 좋아, 누가 이기는지 한번 해보자. 날 괴롭히는 나쁜영상은 이제 안녕!

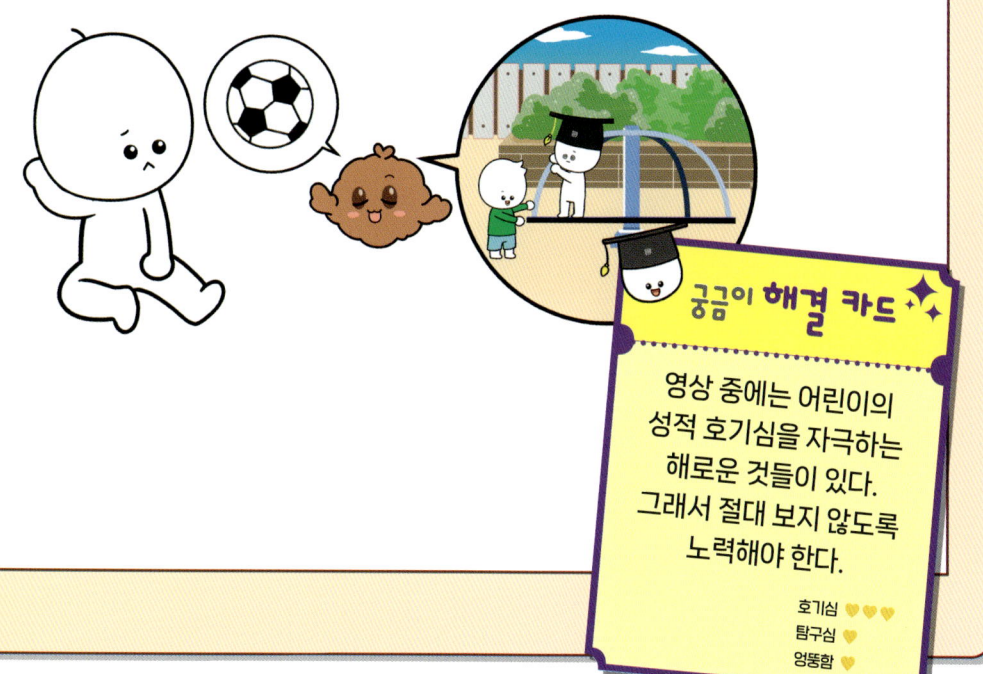

궁금이 해결 카드

영상 중에는 어린이의 성적 호기심을 자극하는 해로운 것들이 있다. 그래서 절대 보지 않도록 노력해야 한다.

호기심 ♥♥♥
탐구심 ♥
엉뚱함 ♥

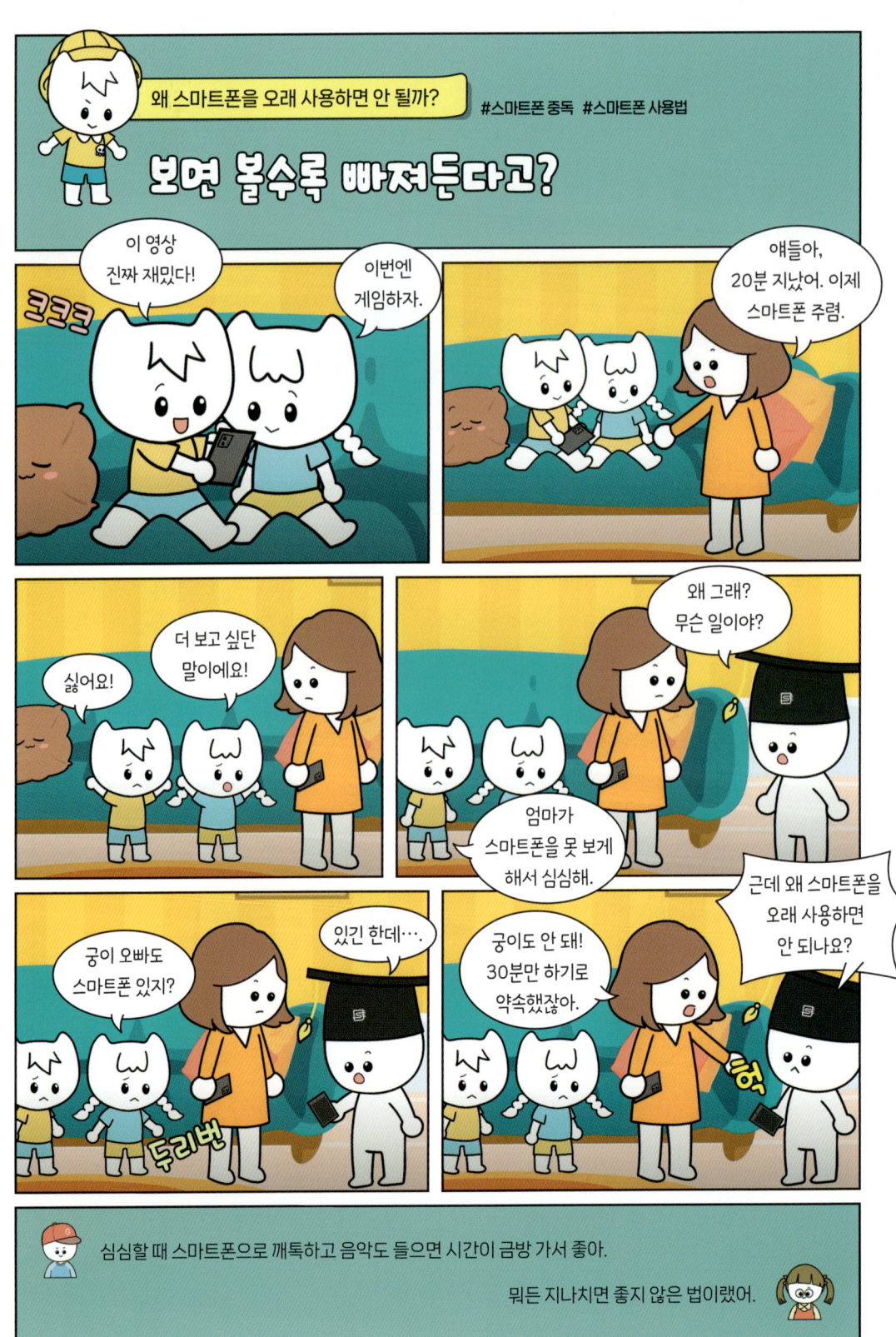

스마트폰과 함께하는 뇌 탐구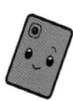

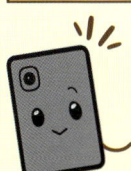

안녕? 난 스마트폰이야. 내가 주는 자극이 어찌나 짜릿짜릿한지, 그 매력에 푹 빠져 버렸다며? 나랑 놀다 보면 다른 놀이는 시시할 거야.

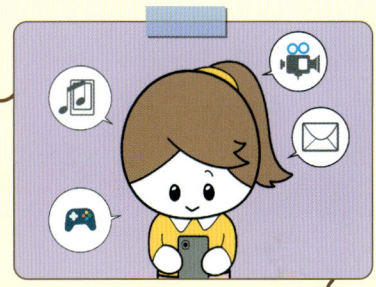

난 **아주** 위험하기도 해! 나에게 빠지면 뇌가 활동하는 모습이 달라지거든. 나한테 중독된 사람은 기억, 운동, 감정 등을 담당하는 전두엽의 기능이 떨어지는 대신 시각을 담당하는 후두엽만 발달해. 머리나 몸을 쓰는 능력은 줄어들고, 눈으로 화면만 뚫어지게 보는 거지.

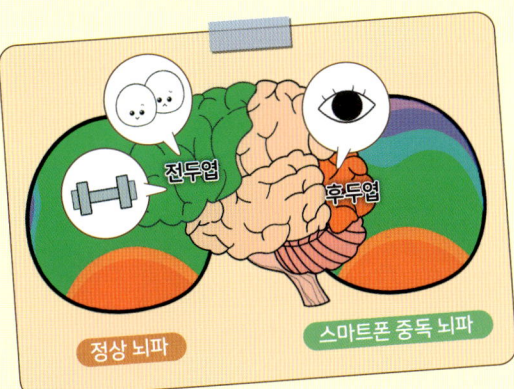

특히, 어린이의 뇌 발달에 안 좋은 영향을 미칠 수 있어. 생각하고, 상상하고, 움직이고, 집중하고, 감정을 조절하는 능력 같은 것들 말이야.

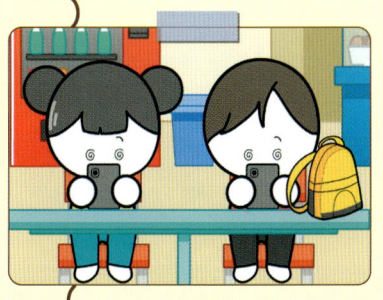

너희를 나에게 **퐁당** 빠뜨리는 건 식은 죽 먹기보다 쉬워. 하지만 몸과 마음이 튼튼하게 자라려면 부모님과 약속한 시간에만 나를 만나야 해. 알겠지?

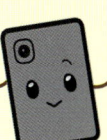

궁금이 해결 카드

스마트폰을 오래 사용하면 기억, 운동, 감정 능력이 떨어지고, 몸과 마음이 제대로 발달하지 못하기 때문에 시간을 정해 놓고 써야 한다.

호기심 ♥♥♥
탐구심 ♥♥♥
엉뚱함 ♥

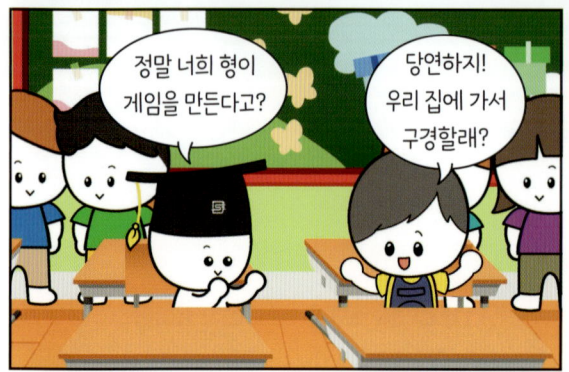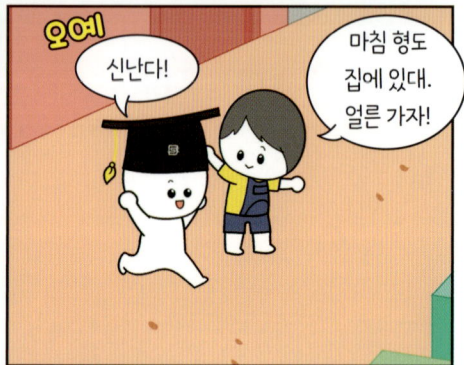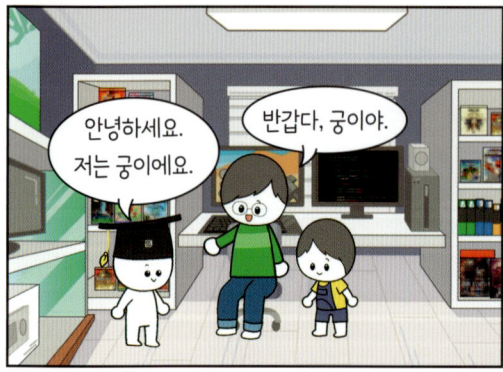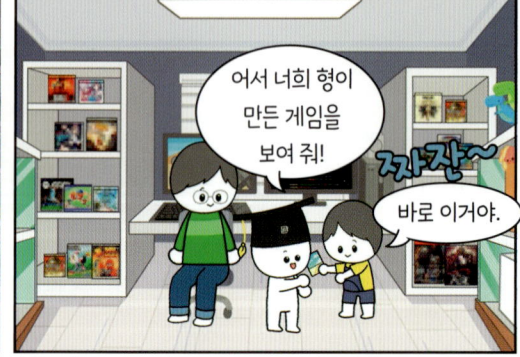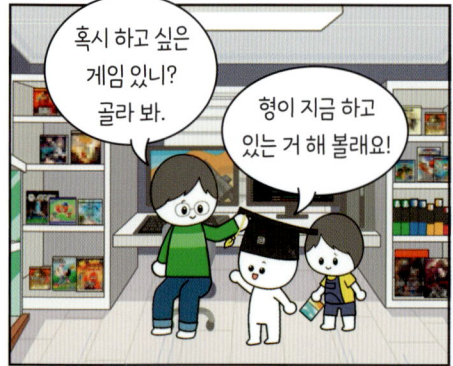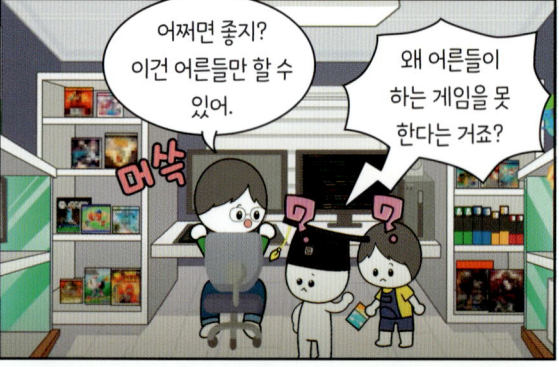

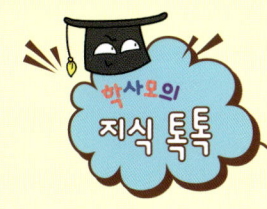

게임을 즐기는 적절한 나이

혹시 하루 종일 게임만 하는 상상을 해 본 적 있니? 게임은 재미있어서 누구나 좋아하지만, 나이에 따라 받아들이는 모습이 달라. 그래서 자신에게 맞는 게임을 선택해야 해.

왜 아무 게임이나 하면 안 되는 걸까?

게임에는 다양한 장면이 나와. 총싸움, 전쟁처럼 사람이 다치거나 몸을 너무 많이 드러내서 어린이에게 충격을 줄 수 있지. 그래서 게임마다 적절한 나이를 정해 놓는 거야. 나이에 맞지 않는 게임을 하면 자극적인 장면이 계속 생각나서 불편하거나 게임과 현실 세계가 헷갈릴 수 있거든.

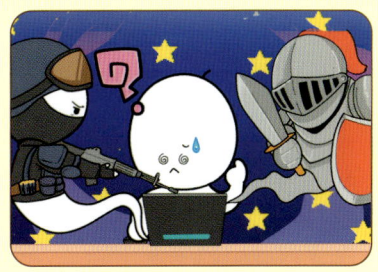

내가 해도 되는 게임은 어떻게 알 수 있을까?

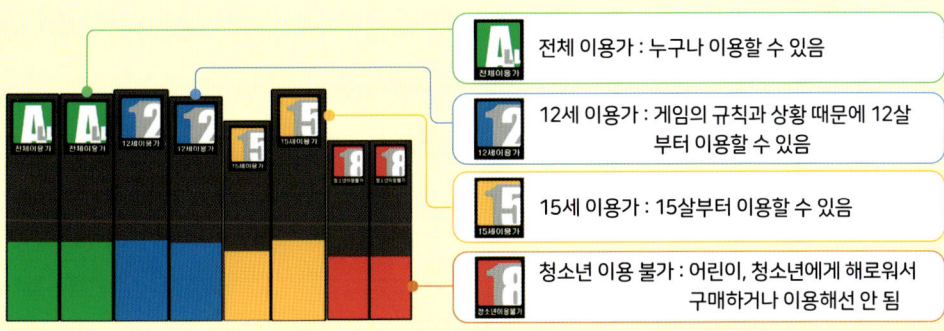

- 전체 이용가 : 누구나 이용할 수 있음
- 12세 이용가 : 게임의 규칙과 상황 때문에 12살부터 이용할 수 있음
- 15세 이용가 : 15살부터 이용할 수 있음
- 청소년 이용 불가 : 어린이, 청소년에게 해로워서 구매하거나 이용해선 안 됨

어린이용 게임은 오래 해도 괜찮을까?

어린이용 게임이라도 지나치게 하면 뇌가 골고루 발달하지 못할 수 있어. 게임하는 시간을 정해 놓고 지키는 습관을 키우도록 하자.

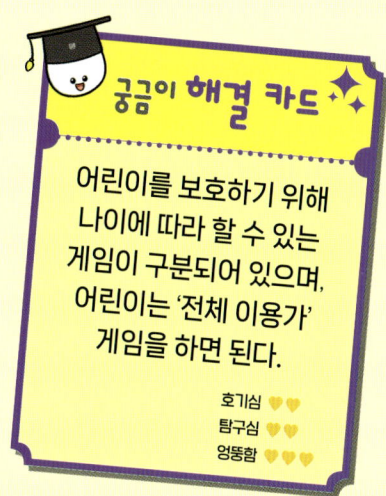

궁금이 해결 카드

어린이를 보호하기 위해 나이에 따라 할 수 있는 게임이 구분되어 있으며, 어린이는 '전체 이용가' 게임을 하면 된다.

호기심 ♥♥
탐구심 ♥♥
엉뚱함 ♥♥♥

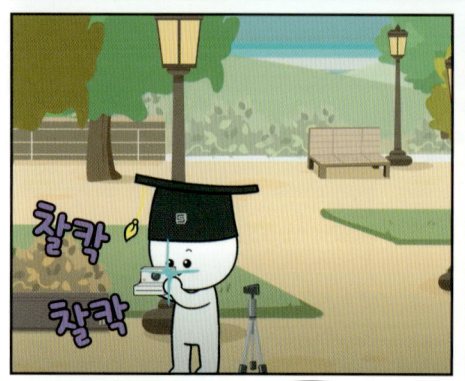
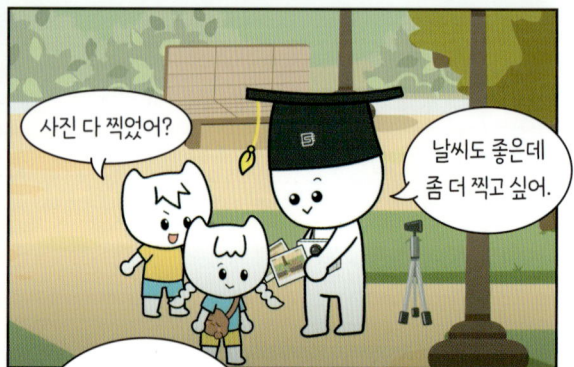
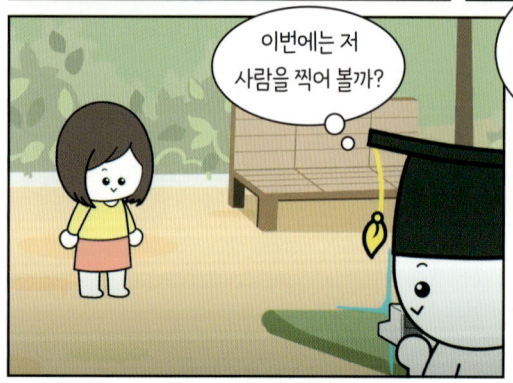
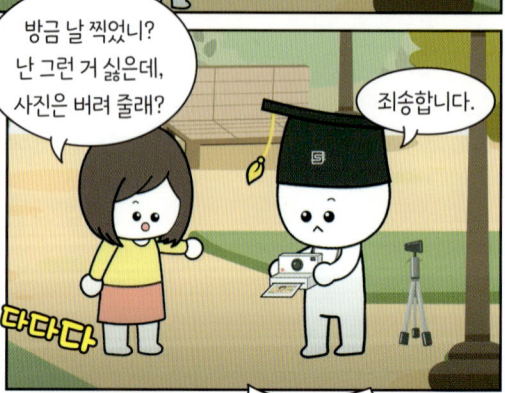
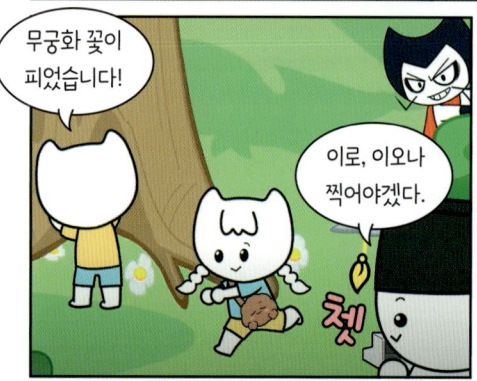
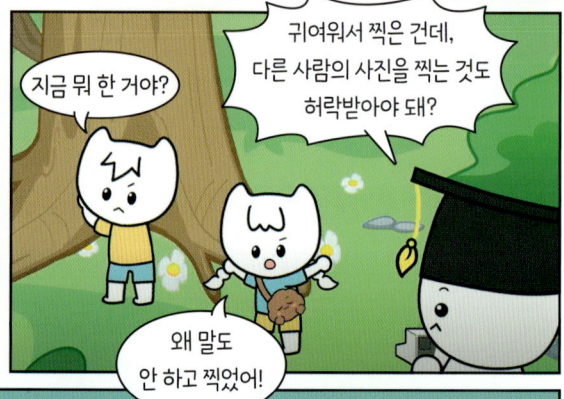

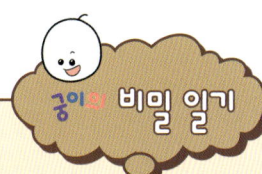

날씨 ☀️ ☁️ ☂️ ❄️

제목: 장난과 범죄는 한 끗 차이

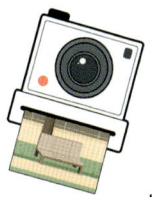

날씨가 화창해서 카메라를 들고 공원에 갔다. 단풍나무와 벤치, 지나가던 사람까지 한 컷 찍었다. 그런데 **웬걸?** 갑자기 그 사람이 화를 내며 사진을 버려 달라고 했다. 인생 컷이었는데 너무 아까웠다. 이번에는 이로, 이오를 찍었더니 이오도 나에게 화를 냈다. 대체 왜들 그러는 거람?

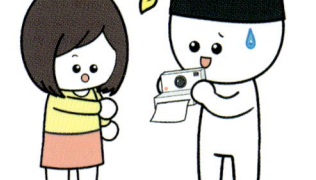

학사모는 내가 다른 사람의 '권리'를 '침해'했다고 말했다. 권리란 어떤 일을 할 때 다른 사람에게 요구할 수 있는 힘이고, 침해는 해를 끼친다는 뜻이었다. 나무, 벤치는 권리가 없어서 촬영해도 되지만, **사람은** 권리를 가지고 있기 때문에 상대방의 동의 없이 찍으면 안 된다고 했다.

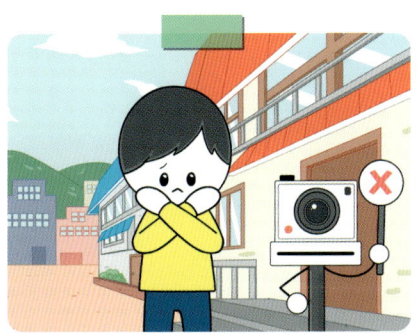 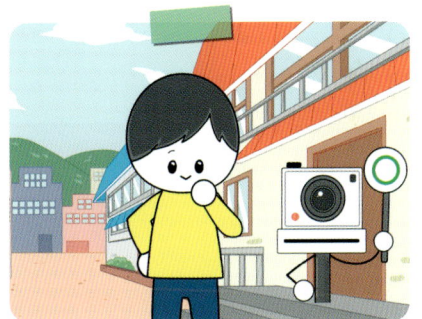

또 다른 사람의 얼굴이나 몸이 나온 사진을 허락받지 않고 인터넷에 올리는 것도 주의해야 한다고 했다. 그건 장난이 아니라 처벌을 받을 수 있는 '범죄'라면서 말이다. **세상에,** 나도 모르게 한 행동이 범죄일 수 있다니 앞으로는 돌다리도 두드려 보고 건너야지!

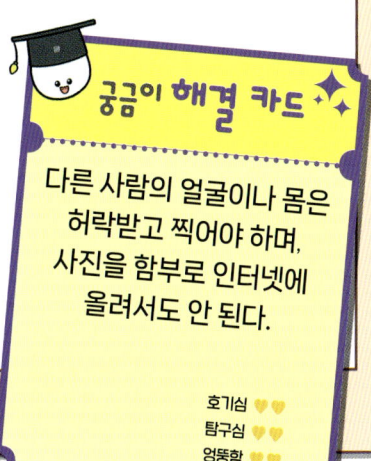

궁금이 해결 카드

다른 사람의 얼굴이나 몸은 허락받고 찍어야 하며, 사진을 함부로 인터넷에 올려서도 안 된다.

호기심 ♥♥
탐구심 ♥♥
엉뚱함 ♥♥

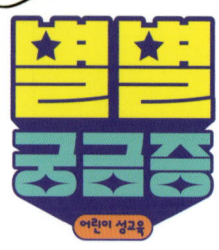

초판 2쇄 발행 | 2024년 10월 15일
초판 1쇄 발행 | 2024년 7월 30일

원작 | 아이들나라
글·그림 | 사물궁이 잡학지식
감수 | 푸른아우성

펴낸곳 | 메가스터디(주)
펴낸이 | 손은진
개발 책임 | 김문주
개발 | 김숙영, 민고은, 서은영
디자인 | 수박나무
마케팅 | 엄재욱, 김상민
제작 | 이성재, 장병미
주소 | 서울시 서초구 효령로 304(서초동) 국제전자센터 24층
대표전화 | 1661-5431
홈페이지 | http://www.megastudybooks.com
출판사 신고 번호 | 제 2015-000159호
출간 제안/원고투고 | 메가스터디북스 홈페이지 〈투고 문의〉에 등록

*잘못된 책은 구입하신 곳에서 바꾸어 드립니다.

메가스터디BOOKS

'메가스터디북스'는 메가스터디㈜의 교육, 학습 전문 출판 브랜드입니다.
초중고 참고서는 물론, 어린이/청소년 교양서, 성인 학습서까지 다양한 도서를 출간하고 있습니다.

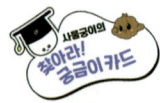
- **제품명** 별별 궁금증 : 어린이 성교육
- **제조자명** 메가스터디(주) •**제조년월** 판권에 별도 표기 •**제조국명** 대한민국 •**사용연령** 3세 이상
- **주소 및 전화번호** 서울시 서초구 효령로 304(서초동) 국제전자센터 24층 / 1661-5431